# TRAITÉ

## HISTORIQUE ET PRATIQUE

# DU SCORBUT,

## CHEZ L'HOMME ET LES ANIMAUX.

IMPRIMERIE DE J. B. KINDELEM.

# TRAITÉ

## HISTORIQUE ET PRATIQUE

# DU SCORBUT,

## CHEZ L'HOMME ET LES ANIMAUX,

Dans lequel se trouvent des observations intéressantes sur le traitement de quelques maladies, comme de la vénérienne, de la scrophuleuse, etc. , et qui est suivi de plusieurs considérations sur les qualités, les devoirs et les prérogatives du vrai médecin, et sur ses relations avec ses collégues et les différens membres de la société ;

## Par M. BALME,

Docteur en médecine de la Faculté de Montpellier ; ancien Chirurgien de première classe, et ex-Médecin des armées ; correspondant de la Faculté de médecine et du cercle médical de Paris ; de l'Institut royal d'encouragement de Naples ; des Académies de Madrid, Milan, Nancy, Rome, Rouen, Toulon et Turin ; des Sociétés médicales et littéraires de Berne, Besançon, Bordeaux, Bourg, Evreux, Mâcon, Marseille, Montpellier, Orléans, Parme, Toulouse et Tours ; ci-devant secrétaire-général et conservateur du Musée de la Société de Médecine de Lyon, etc.

## A LYON,

Chez
- L'AUTEUR, rue Buisson, n.° 19 ;
- GABIN et C.e, Libraires, rue St-Dominique ;
- FAVERIO, Libraire, rue Lafont ;
- MAIRE, Libraire, grande rue Mercière.

## A PARIS,

Chez
- GABON, Libraire, rue de l'École de Médecine, n.° 2 ;
- EYMERY, Libraire, rue Mazarine, n.° 30.

1819.

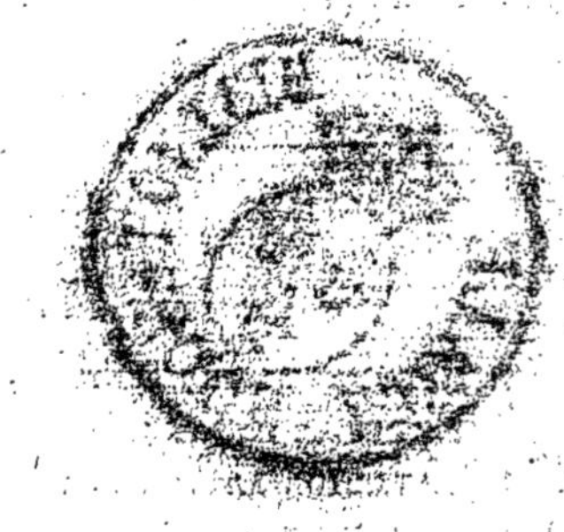

# CELCISSIMO ATQUE EXCELLENTISSIMO

# DUCI DE RICHELIEU,

## PARI FRANCIÆ,

Equiti Ordinum militarium S.<sup>ti</sup> Ludovici
et Legionis Honorificæ, nec non Ordinum
Russicorum S.<sup>ti</sup> Andreæ, S.<sup>ti</sup> Alexandri
Newski, S.<sup>tæ</sup> Annæ, S.<sup>ti</sup> Waldemirii et
S.<sup>ti</sup> Georgii; Ministro Franciæ pro rebus
extraneis;

Honorandi Ministrorum Collegii
Illustrissimo Præsidi,
et Instituti scientiarum Regii
Dignissimo Membro;

QUI, apud exteros nunquàm Galliæ oblitus,
de unoquoque Gallo
consilium vel solamen desiderante,
Constanter benè meritus est;
— ex Benevolentiâ et Munificentiâ
Magni Alexandri I, Russiarum Imperatoris,
Odessæ administrationi, utilitati
ac incremento præfuit;

Qui redux inter suos, scientiis indulsit,
et simul ad gubernacula Regni Gallici sedit,
—Tandem in inclyto Congressu Aquisgrano
Patriæ suæ Libertatem
suique Regis causam feliciter defendit;

Hoc Volumen, in Monumentum Observantiæ,
Reverentiæ et Venerationis,
Dicat, Vovet et Consecrat

Cl. BALME.

LUGDUNI, die 29 Novembris 1818.

# INTRODUCTION.

*Omne nimiùm est naturæ inimicum.*
Hippocr.

Tout excès est nuisible : cette vérité, applicable en général à tout ce qui croît, vit, respire et pense, l'est encore plus particulièrement aux individus de l'espèce humaine, isolés ou réunis.

En effet, notre vie est continuellement *agissante*, tantôt en *plus*, tantôt en *moins :* et cet état, diversement modifié, varie encore à l'infini suivant un grand nombre de circonstances, tirées, par exemple, de l'âge, du tempérament des sujets, du climat, de la partie même du jour, etc. ; et du moment que notre manière d'être, au moral comme au physique, ne se prête pas, ou ne se prête que difficilement à cette alternative nécessaire de sensations fortes ou foibles, il y a gêne, embarras, mal-aise dans l'exercice des fonctions de nos parties, et bientôt il y a maladie.

Les inconvéniens d'un état stationnaire ne sont-ils pas également sensibles dans tout corps politique, dont les institutions morales et civiles ne peuvent pas bien long-temps continuer d'être les mêmes, sans que ses ressorts n'en soient affoiblis, sans que ses fondemens n'en soient ébranlés ? Aussi est-on obligé de convenir que tout ici-bas change nécessairement, que tout y est soumis à des vicissitudes plus ou moins complètes et plus ou moins rapides. Le globe, en effet, n'est jamais le même deux instans de suite : les nations se forment, et s'isolent pendant quelques jours.... Mais bientôt elles se choquent, se confondent ou se détruisent, et en produisent d'autres.... Les trônes anciens s'écroulent et font place à de nouvelles dynasties : les

rites religieux eux-mêmes s'épurent journellement, en *devenant* plus simples,
en s'accommodant mieux aux besoins
*nouveaux* des peuples, et en répondant
ainsi plus directement aux intentions
toujours bienveillantes de ceux des souverains, qui n'oublient jamais que rien
ne doit leur être plus cher que le pays
où ils commandent, et où l'on se rappellera long-temps avec plaisir de les
avoir eus pour chefs. Qu'il est donc à
plaindre, ou qu'il est donc insensé,
celui qui prétend assujettir à une *inva-*
*riabilité* monstrueuse le passé, le présent et l'avenir ! La vertu seule peut résister à tous les bouleversemens physiques, politiques et moraux, mais c'est
en proscrivant sans cesse cette intolérance tyrannique qui fatigue tout, et
qui ne résiste à rien ; c'est en se confor-
mant avec réflexion et avec sagesse aux
changemens que le temps amène, en
dépit de notre orgueil ; c'est en sachant se

prêter, contre les désirs des fanatiques encroûtés de leurs anciens préjugés, aux nuances de température et de climat, de mœurs et d'usages, dont la mutation, peu sensible chaque année, devient cependant plus ou moins tranchante, après une révolution de quelques années... En exigeant donc un même goût, une même opinion, un même gouvernement, un même culte, etc. dans toutes les parties et pour toutes les nations du monde, n'est-ce pas s'établir en innovateur présomptueux et aveugle, n'est-ce pas s'ériger en censeur impie du MODERATEUR SUPRÊME, qui, tout en vivifiant de son soleil chaque contrée de notre globe, n'a point voulu qu'il se levât de même par-tout, et a décrété qu'il existât et qu'il s'opérât continuellement des différences dans toutes les productions de la nature, notamment dans la conformation physique, et conséquemment dans l'aptitude intellectuelle de chaque classe, de chaque genre, de

chaque espèce d'individus du règne animal, etc. ? Cette diversité *successive* dans
notre manière d'être, considérée plus
médicalement, nous est tellement avantageuse, que sa cessation, principalement par un régime trop long-temps et
trop invariablement uniforme, amène
bientôt un état maladif, dont au surplus
le *facies* peut varier suivant les circonstances, quoique encore il puisse arriver
que sa cause soit alors la même.

Déjà le père de la médecine avoit dit
que les boissons et les alimens les plus
salubres et les plus propres à la nourriture du corps, pouvoient engendrer des
maladies plus ou moins graves, quand
on en usoit mal-à-propos ou *avec
excès* : et c'est principalement d'après
cette dernière assertion que nous avons
entrepris de résoudre une question sur
le scorbut, proposée, il y a quelques
années, par l'académie de Toulon, à laquelle nous avons adressé notre travail,

sans être néanmoins sûrs qu'il lui soit parvenu (1). Si les idées que nous y émettrons, sont presque nouvelles, ou du moins, si elles présentent un véritable intérêt, nous nous plaisons à penser qu'on nous pardonnera en leur faveur de n'avoir pas suivi scrupuleusement l'ordre des différens membres du programme, et d'avoir traité le sujet en grand, sans nous astreindre à répéter servilement ce qui a déjà été dit et redit sur le scorbut. D'ailleurs, la table alphabétique qui se trouve à la fin de ce volume, prouvera facilement que nous

---

(1) L'ouvrage que nous offrons aujourd'hui au public, et dont une simple *ébauche*, imprimée en 1803, a mérité l'approbation de MM. les médecins en chef des armées, et de plusieurs autres savans praticiens, est presque conforme à celui que nous avions dessein de soumettre au jugement de cette savante société. Le plan, les principes, les divisions, etc, en sont les mêmes : il n'y a de différence que dans quelques corrections et dans plusieurs additions.

( 7 )

n'avons oublié aucune partie de la question. Car en supposant que nous soyons
parvenus à tracer plus ou moins exactement un tableau détaillé des variétés
et des nuances du scorbut, suivant le
temps et les individus, — des symptômes
qui le caractérisent et qui le distinguent
ou le rapprochent de quelque autre
affection morbide, — des causes dont il
est le produit, — des diverses espèces
d'animaux chez qui on l'a observé ou
fait naître, — et enfin des moyens propres à l'empêcher ou à le combattre, etc.
nous aurons, si nous ne nous trompons
point, présenté l'*histoire* de cette maladie.
Du moins, c'est pour parvenir à ce résultat que nous avons divisé notre ouvrage
en treize chapitres. Le premier, très-
court, est consacré à quelques généralités : le second, qui est bien plus étendu,
se compose d'un recueil d'observations
tendantes à prouver que les alimens de
mauvaise qualité ne sont pas les *seuls*

capables de causer le scorbut. Le troisième et le quatrième chapitres compren-
dront l'énumération des causes prochaines
et adjuvantes, dont l'action n'étant pas
toujours la même, donne fréquemment
lieu à des différences accidentelles de
cette cachexie, suivant l'âge, le tempérament, le climat, etc., ainsi qu'on le
verra dans le cinquième chapitre, et
même dans le sixième, où il sera question de l'ancienneté de cette maladie. Le
septième est destiné à l'exposition de ses
symptômes, lesquels ne sont pas toujours
assez univoques, pour que le scorbut soit
constamment et de suite distingué, ou des
maladies qui lui sont opposées ou analogues, ou de celles avec lesquelles il se
complique quelquefois : on s'occupera
des unes et des autres dans le huitième,
le neuvième et le dixième chapitres.
Le onzième présentera un grand nombre
de cas de scorbut arrivés spontanément,
ou dont l'apparition a été provoquée,

comme artificiellement, dans quelques espèces d'animaux. Enfin, après avoir tracé assez rapidement dans le douzième, et le temps que cette cachexie met à se développer, et le prognostic que l'on peut en tirer suivant ses périodes, l'on terminera par le treizième chapitre, où il sera question de la thérapeutique générale de cette maladie (1).

____________________

(1) Nous avons cru devoir indiquer avec exactitude les sources où nous avons puisé chacun des faits, chacune des observations qui forment la majeure partie de notre histoire du scorbut ; et à cet égard, nous avons peut-être à craindre quelque reproche sur l'étalage d'une vaste érudition.... Mais ne nous seroit-il pas permis d'espérer l'indulgence du lecteur, en faisant regarder cette indication comme nécessaire à ceux qui voudront eux-mêmes s'assurer ou tirer parti de nos assertions et de nos réflexions ? Du reste, nous conviendrons que cette addition à notre travail nous a moins coûté qu'à beaucoup d'autres, d'après le *répertoire de médecine* dont nous nous occupons depuis plus de vingt-cinq ans, et au sujet duquel

nous avouerons encore que le prospectus que nous avons *essayé* d'en faire circuler en juin 1817, n'ayant pas eu tout le résultat que l'on pouvoit attendre, et cela peut-être par *quelque fatalité de circonstances*, notre intention est toujours de le publier, et en conséquence de le faire précéder par un nouveau prospectus. Nous nous faisons un devoir bien doux de déclarer ici qu'il n'a pas tenu à nos collègues, MM. les Médecins de Lyon, de voir réussir notre entreprise, dont la plupart d'entr'eux ont été les premiers souscripteurs. Nous oublierons encore moins de parler de l'offre généreuse de la somme de dix mille francs, à l'aide de laquelle notre honorable ami M.<sup>r</sup> B....... J..... auroit désiré nous décider à l'impression des premiers volumes.

# CHAPITRE PREMIER.

## *Généralités.*

---

Sɪ le rapport réciproque d'actions entre les différens systèmes de l'économie animale est nécessaire pour l'établissement et le maintien de la santé, il l'est également pour la production et la permanence d'un état pathologique. La maladie ne diffère donc de la santé que par un changement dans la direction et l'action des forces vitales dont nos différentes parties sont pénétrées (1) : la maladie a donc, aussi bien que la santé, ses phénomènes réglés et soutenus (2) ; elle n'est donc comme cette dernière qu'une modification de la vie : la maladie enfin n'est donc point un état contre nature, comme on le dit chaque jour, d'autant plus que la chaîne qui unit les êtres animés auroit été interrompue, s'il n'eût point

De la santé et de la maladie.

---

(1) Biblioth. german. t. V, p. 10 ; t. VI, p. 41. Annales de littér. méd. étr. t. III, p. 483.

(2) Morbis enim quoque quasdam leges natura posuit (Pʟɪɴ. hist. nat. lib. VII, cap. 1).

existé d'anneau intermédiaire entre l'animal bien portant et l'animal privé de vie (3). De plus, la santé et la maladie n'existant que par une série soutenue d'actions et de réactions entre nos parties, le premier état ne diffère de l'autre, qu'en ce que cette succession de mouvemens-opposés qui le constituent, a lieu avec une intensité proportionnée à l'établissement décidé, et à l'existence bien marquée du changement alterné qu'observent entr'eux les agens qui les excitent ; tandis que dans la maladie, ces mêmes mouvemens sont plus ou moins confondus, ou plus ou moins affoiblis, suivant que les stimulans qui les produisent ou les favorisent ordinairement, présentent plus ou moins de temps un même degré d'activité, dont la permanence et l'uniformité ne peuvent en effet qu'amener une diminution de leur énergie. L'on remarquera en outre que l'effet d'un état *stationaire* de nos fonctions sera beaucoup plus sensible quand elles auront déjà perdu de leur première intégrité ; de sorte qu'en supposant nos parties une fois déviées de leur premier mode ( celui de la santé ), elles ne

---

(3) Bibl. germ. t. V, p. 18. *Ontyd.*, dans les ann. de litt. méd. étrang. cah. XVII, p. 490. *Sthal*, theor. med. ver. in-4., 1737 ; p. 62.

peuvent que tendre à s'éloigner de plus en plus de leur vitalité, et finir par n'en présenter aucun phénomène. — Ainsi les mêmes causes qui feront passer nos corps de l'état de santé à l'état de maladie, les feront encore passer à celui de mort, si elles continuent d'agir dans le même sens; et suivant que ces causes morbides agiront plus ou moins simultanément, et avec plus ou moins d'intensité, la transition de la santé à la maladie, et celle de la maladie à la mort seront plus ou moins rapides (4). Voilà probablement la raison de la promptitude avec laquelle des criminels, quelquefois condamnés à rester dans un cachot sombre, étroit, dont les murs sont pénétrés d'une humidité constante, et dont l'intérieur n'offre ni siége, ni lit pour ces infortunés, périssent malgré l'attention que l'on a de leur fournir une nourriture suffisante, qu'au besoin même on leur fait prendre par force; dans cet état, il arrive rarement que ces malheureux détenus vivent plus de quatre jours (5).

Ces principes étant posés et appliqués au scorbut, nous verrons peut-être que cette *Cause générale du scorbut.*

---

(4) *Dumas*, de l'utilité de la fièvre dans les maladies chroniques, p. 82.
(5) *Delalande*, voyage en Italie, t. V.

affection cachectique n'est le résultat que d'une manière d'être trop long-temps la même de nos corps (sur-tout si la régularité permanente porte sur plusieurs de nos fonctions les plus importantes ), et qu'on ne peut la combattre qu'en les soumettant à l'impression nouvelle et variée d'autres stimulus.

# CHAPITRE II.

*RECUEIL d'observations qui prouvent que les alimens de mauvaise nature ne sont pas les seuls capables de produire le scorbut, et qui peut-être confirment la solution du problème singulier proposé en 1780 par Alphonse Leroy : AVEC DEUX SUBSTANCES NUTRITIVES FAIRE PÉRIR A SON GRÉ UN ANIMAL, OU D'HYDROPISIE OU DE GANGRÈNE. Ce médecin n'eut qu'à nourrir un poulet, ou de substance amidonnée SEULE, ou de substance glutineuse également donnée SEULE (J. de Médec. t. LVI, p. 497.).*

EN général, toutes les descriptions du scorbut, fournies par les divers praticiens qui l'ont vu et traité, forcent à admettre que l'état vicié des organes digestifs, à la suite d'une mauvaise nourriture, est la circonstance la plus ordinaire, et en quelque manière, la condition *sine quâ non* de l'apparition de cette maladie *morte*, et en même temps que ce mauvais état des premières voies est renforcé ou diminué suivant que celui de l'organe cutanée (1) ou des autres organes consensuels, s'éloigne plus ou moins de son premier mode naturel. Mais cette altération des organes digestifs est-elle toujours le produit direct des mêmes causes?

La plupart des médecins ont paru penser que les alimens mauvais *seuls* l'occasionoient : cependant les faits suivans pourront infirmer leur opinion trop exclusive, et prouver que les effets désavantageux d'un régime végétal ou animal, doux ou stimulant, tiennent moins à sa nature qu'à la constante uniformité avec laquelle on s'y adonne.

*Dodonée* rapporte qu'un homme détenu dans un lieu peu spacieux, mais élevé et aéré, fut atteint gravement du scorbut, quoiqu'il fût *bien* nourri (2). — *Hoffmann* fait mention d'une femme de trente ans, d'un tempérament fort et sanguin, menant une vie sédentaire, *ne vivant que d'alimens succulens*, aimant

___

(1) L'estomac et la peau appartenant au même système nutritif (*Grimaud*, mém. sur la nutrit.), ils doivent nécessairement tous deux s'influencer réciproquement. Voy. chap. IX de cet ouvrage.

(2) Med. obs. exempl. rar., p. 59. *Lindanus* rapporte que le commun des habitans de la Frise contractent des engorgemens considérables de la rate, par l'usage journalier du lait de beurre acide. *Hoffmann*, suppl. II, pars 2.<sup></sup>, page 369.

beaucoup

*beaucoup les fruits d'été*, et laquelle cependant prit le scorbut à l'occasion d'un chagrin qu'elle éprouva dans ces circonstances (3).—Un prince goutteux, dont la nourriture avoit consisté presque exclusivement dans les fruits aqueux, présenta à la nuque des taches de meurtrissure : dès-lors, son affection arthritique fut fructueusement combattue par l'usage de la térébenthine cuite (4).—Dans *Milmann* (5), il est dit que deux vieilles femmes, qui ne se nourrissoient, depuis plusieurs mois, que de thé et d'un peu de pain qu'elles y trempoient, se virent attaquées de la même maladie. — *Joseph Frank* nous donne pareillement un cas de scorbut chez une personne qui habitoit un sol marécageux, et qui n'y vivoit que de végétaux : elle en fut guérie graduellement par les toniques et par le régime animal (6). —Une dame âgée de cinquante ans, constamment adonnée à l'usage des alimens salés et des fruits d'été, et en même temps d'un caractère irascible, ayant perdu ses règles à trente-six ans... se trouva décidément fatiguée des symptômes du scorbut, que des moyens, tantôt



----

(3) *Hoffmann* opera, t. III, p. 382.
(4) *Haller*, disput. t. VI, p. 507.
(5) Del scorbuto, traduz. ital. p. 21.
(6) Bibl. Broun. German. t. IX, p. 122.

excitans, tantôt évacuans, adoucirent, mais qui s'exaspérèrent sous l'influence d'un temps mou et pluvieux, dégénérèrent ensuite en une éruption pustulaire que combattirent également quelques autres remèdes, mais que ramenèrent encore un nouvel excès de fruits d'été, et de nouveaux accès de colère (7). —Un célibataire, accoutumé à une table splendide, ne buvant que du vin ou de fortes bières, eut aussi à se plaindre de mal aise, de lassitudes, de mauvaises digestions, de démangeaisons importunes par tout le corps, d'insomnies et d'autres incommodités attachées au scorbut; et il ne s'en délivra que par la privation de ses boissons favorites, et par l'addition d'alimens salés et acides à son régime de vie trop suc-

Une nourriture qui dans l'été ne provoque pas le scorbut, peut le produire en hiver, etc.

culent (8). — Dans les transactions médicales de Londres ( t. II, p. 326 ) il est question d'un jeune écossais qui, ayant quitté son pays en été pour se rendre dans la capitale de l'Angleterre, et ayant observé dans cette ville le même régime qu'auparavant (lequel consistoit en beurre, thé, poisson et viande) pendant

---

(7) Ce cas de scorbut parut extraordinaire à *Hoffmann* ( t. IV, p. 381 ), et sortir des formes sous lesquelles tous les auteurs avoient jusques alors vu et décrit cette maladie. Aussi, le désigne-t-il sous le nom de *singularis scorbuti pustularis species.*

(8) *Hoffmann*, t. IV, p. 383.

quatre à cinq mois, se trouva dans l'hiver suivant affecté du scorbut, dont il ne fut guéri qu'à l'aide du quinquina, et à la cessation du froid.

Si l'on demandoit pourquoi ce jeune homme n'avoit pas déjà été atteint de cette cachexie à la campagne, l'on répondroit que sans doute il corrigeoit le défectueux d'un régime constamment le même par une vie moins sédentaire, et par l'impression d'un air moins stagnant, tandis que d'autre part la détérioration de sa santé fut en outre favorisée par l'humidité et le froid du premier hiver qu'il eut à passer à Londres.

Un jeune homme, se nourrissant bien, mais seulement de viandes, se dépayse, et en même temps ne se donne aucun exercice... Au bout de six mois, il se plaint de lassitudes dans tous les membres, d'engorgement au gosier, de crachemens de sang, et a bientôt des taches rouges aux lèvres et aux joues, des ecchymoses dans l'intérieur de la bouche, et enfin des taches noires par tout le corps... On ne peut le délivrer de tous ces symptômes morbides que par une diète tout à fait végétale et secondée du quinquina et de quelques remèdes salins (9). Pour confirmer ce que l'on vient de

Scorbut, par l'abus des viandes fraîches.

---

(9) Com. Lips. t. XIX, p. 247.

dire sur les inconvéniens d'un abus dans l'usage des viandes, même fraîches, l'on ajoutera que c'est dans l'hiver que l'on voit quelques personnes prendre le scorbut, *quoiqu'elles fassent bonne chère*, et se bien trouver ensuite de l'emploi des végétaux frais, d'ailleurs rares dans cette saison.

*Scorbut, par l'abus des viandes salées, etc.*

Quant à l'usage poussé trop loin des viandes boucanées, salées, tout le monde est instruit du sort des marins qui s'en nourrissent trop exclusivement, et de la facilité avec laquelle ils prennent le scorbut; et tout le monde sait encore que ceux qui mangent trop de poisson, salé sur-tout, sont très-sujets aux maladies de

*— du poisson.*

la peau et au scorbut (10). Quand les habitans de Varsovie n'ont vécu, pendant un certain temps, que de poissons et d'autres mets constamment assaisonnés d'une seule et même manière, et notamment avec de l'huile de lin, ils se trouvent très-affoiblis, prennent une haleine puante, etc.; et c'est alors que leurs femmes, qui se trouvent spécialement mal de ce régime, en contractent facilement la leucorrhée (11). La fin du carême, pendant

---

(10) *Huxham*, de aëre, etc. t. II, p. 47.

(11) *Erndtell*, Warsovia physicè illustrata, in-4. *Dresd.* 1730, p. 141-147. —Voyage dans l'intérieur de la Chine et de la Tartarie, par *Macartney*, traduit en français par *Castera*, t. I, p. 99.

lequel on n'a point entrecoupé l'usage du maigre par celui du gras, n'est-elle pas encore l'époque de l'année où le scorbut se propage le plus volontiers (12)? Cette dernière observation nous ramène aux végétaux et à leurs produits, que plusieurs regardent comme les anti-scorbutiques les plus efficaces, et qui cependant, par leur emploi mal dirigé ou mal établi, peuvent eux-mêmes favoriser le développement de la même maladie. Que de faits authentiques, que d'autorités graves pour appuyer notre assertion, dont nous avons déjà cherché à prouver la validité !

*Hippocrate* (13) nous a transmis qu'une des maladies de la rate, qui étoit engendrée par la bile noire, et qui avöit lieu principalement dans l'automne, provenoit de l'usage immodéré des légumes frais et de la boisson simplement aqueuse. L'on verra plus loin (chap. VI) que parmi les maladies analogues au scorbut, et qui reconnoissent les mêmes causes, se remarque la dyssenterie que l'on a vue survenir dans des armées dont les soldats ne s'étoient nourris que de végétaux, ou dans des escadres dont les marins avoient trop mangé de citrons. —Des chirurgiens de vaisseaux des

<hr>

(12) *Sydenham*, opera omnia, t. II, p. 99.
(13) De morb. internis, §. 34.

Indes orientales ont assuré à M. *Trotter* que
cette cachexie s'est quelquefois manifestée
parmi des équipages qui ne vivoient que de
riz (14). — *Huxham* a rapporté que l'escadre
anglaise, commandée par l'amiral *Martin*, et
croisant à la hauteur du Pas-de-Calais, fut
ravagée par le scorbut, malgré qu'elle abondât
en végétaux et en bonne eau (15).—Ne seroit-
ce pas à la nourriture presque exclusivement
végétale des nourrices vénériennes de l'hos-
pice de Vaugirard que l'on devroit attribuer
le *muguet* ( espèce de scorbut ) dont sont souvent atteints les enfans qu'elles allaitent (16)?
Car s'il est vrai que le lait d'une nourrice qui
n'use que de viandes, peut pécher en quantité et en qualité, et sur-tout s'il est reconnu
que le lait fourni par un mélange de nature
animale et végétale, est le plus approprié à
l'économie animale, même chez les enfans ;
est-il improbable que le résultat d'un régime,
constamment le même, influe sur le nourrisson
et sur la nourrice, et même plutôt et différemment sur le premier que sur la dernière
( V. plus bas )?— Tout récemment, *Weikard*
et *Marryat* ont aussi fait remarquer que les

---

(14) Journ. de méd. t. LXXV, p. 136.
(15) *De Haën*, rat. med. t. IV, p. 166.
(16) Gazette salutaire, 1786, n.º XXXIV.

gens de la campagne, dont les alimens ne sont
tirés que des substances végétales, sont les plus
exposés à contracter un scorbut grave (17) ;
et certes, si nos villageois, ainsi nourris, ont
à craindre cette maladie, malgré le grand air
au milieu duquel ils vivent, à plus forte raison
les nourrices qui quittent leurs demeures
champêtres, doivent-elles l'encourir en venant
dans nos villes et dans nos hôpitaux (18), en
supposant toutefois qu'elles y tiennent un
régime trop constant, et en même temps trop
peu fortifiant, comme cela arrive si souvent.
D'autre part, on a vu des militaires d'une
même armée, sur lesquels, *ob liberiorem varii
victûs commeatum,* n'eut aucune prise le scorbut,
qui moissonnoit cependant ceux que la nécessité
réduisoit à une seule espèce de nourriture (19).
Mais si l'on nous objectoit que les Bramines
et nos montagnards vivent long-temps, quoiqu'ils ne se nourrissent que de végétaux, nous
répondrions que ces sujets habitués dès leur
enfance à ce régime, en corrigent le défectueux par l'air pur qu'ils respirent ordinairement, par les eaux légères qu'ils boivent, par
des exercices spirituels variés, par ceux du

Un régime varié
s'oppose au scor-
but.

(17) *Weikard*, elem. di med. prat. t. II, p. 189.
(18) Soc. roy. de méd. t. IX, mém. p. 82.
(19) *Richter*, opusc. med. t. I, p. 168.

corps qui sont plus ou moins multipliés, etc. ;
de manière que loin de s'en trouver mal, ils ne
peuvent presque pas s'en dévier sans compromettre leur santé; tandis que le scorbut, dont
il a été question dans les observations précédentes, et que l'on peut appeler *végétal*, n'arrive que chez les personnes qui, auparavant
accoutumées à une vie animale succulente,
sont obligées de la quitter pour des alimens
fournis par les substances végétales dont elles
font, soit par force, soit par goût, un usage
trop long et trop invariable, et qui en conséquence observent plus ou moins long-temps
de suite un même régime, mais opposé au
premier qui étoit décidément fortifiant (20).
Voy. plus loin.

Mais continuons de prouver par des faits,
que les végétaux, les meilleurs mêmes, peuvent favoriser et provoquer le scorbut.

Le docteur *Stark* a lui-même éprouvé
qu'en ne se nourrissant que d'eau, de pain et
de sucre, l'on pouvoit avoir à se plaindre de
gencives spongieuses, de suggillations dans
différentes parties du corps, et généralement
du scorbut de mer. — *Manget* (21) rapporte
une observation analogue, au sujet d'un

---

(20) *Rob. Jones*, ricerche, etc. t. I, p. 166.
(21) Bibl. S. M. t. III, p. 535.

enfant, qui après s'être habituellement in-
gurgité de *douceurs* sur les mauvais effets
desquelles l'on peut encore consulter *Frank*,
(Delect. opusc. med. t. II, p. 197), devint sujet
à une douleur hypocondriaque, à un boursoufflement de la peau, à la fièvre quarte,
puis à une efflorescence scorbutique.—Un médecin se nourrit entièrement de pain et d'eau
pendant un mois, et il y ajoute ensuite du sucre
pendant quinze jours, au bout desquels les
symptômes évidemment scorbutiques se ma-
nifestant, il s'en guérit en retournant à une
nourriture animale et en prenant du quinquina. (Bibl. britan. sciences, t. XXXVIII,
p. 83. ) —Au lieu d'un scorbut ordinaire, un
sexagénaire, extraordinairement et depuis
long-temps adonné aux mets apprêtés au lait
et au sucre, prend des douleurs goutteuses,
dont l'impression se porte de temps en temps
sur la vessie, de manière que les urines
cessent d'être muqueuses, quand l'accès ordinaire de la goutte a lieu, et qu'elles le deviennent, quand les douleurs se taisent (22).

*Horstius* (23) avoit déjà regardé le sucre
comme contraire dans l'engorgement de la
rate (affection analogue au scorbut).— *Hoff-*

Les sucreries,
etc. peuvent pro-
voquer le scor-
but.

_____

(22) *De Haën*, rat. med. t. II, p. 333.
(23) *Horst.* opera, t. II, p. 3o8.

*mann* (24) avoit également fait remarquer que les alimens doux et sucrés amenoient une cachexie acide, et qu'ils avoient l'inconvénient de renforcer les infarctus et les engouemens des viscères abdominaux auxquels sont exposées les personnes déjà atteintes d'un état de lésion dans les organes digestifs. — Enfin le docteur *Bertin* a lui-même observé en Amérique, où l'usage du sucre est porté le plus loin, qu'il produisoit la jaunisse, des flatuosités, etc., qu'il détérioroit les sucs de l'estomac, qu'il faisoit tomber ce viscère dans une atonie presque irrémédiable, et enfin que quand on vouloit guérir les ulcères des nègres, il falloit absolument les priver de l'usage de cet aliment (25). — Tous ces résultats attribués à l'usage long et exclusif du sucre, que *Hugues* et *Willis* avoient également admis comme cause du développement du scorbut, soit dans les Indes, soit dans l'Europe (26) (voy. ci-après), que M. *Orred* a récemment considéré comme cause de la mort des marins privés des alimens ordinaires, et que *Linschont* regarde comme

---

(24) *Hoffmann*, etc. t. VI, p. 334.
(25) Gaz. de santé, 1789, n.º 28.
(26) *Hoffmann*, suppl. II, p. 692. Voy. les ann. de litt. méd. étr. t. IV, p. 452.

propre à donner lieu à ces ventres énormes que portent quelques habitans de Goa qui font un excès habituel de choses sucrées, peuvent ne point être infirmés par les bons effets que *Beccher, Pringle*, le père *Hell* et M. *Goguelin* prétendent avoir retirés de cette même substance douce, employée comme moyen prophylactique ou curatif du scorbut (27) : car dans cette dernière circonstance, on peut concevoir que le sucre n'a été avantageux que par le changement qu'il a opéré dans le régime précédent, et vicieux d'ailleurs autant par sa trop longue continuation que par sa nature. La moindre modification dans la nourriture ordinaire est en effet si utile pour combattre le scorbut, que M. *Stark*, dont l'on vient de parler, améliora son état d'indisposition, et acquit même des forces en ajoutant seulement du lait aux alimens simples dont l'usage soutenu et trop uniforme lui avoit valu une disposition scorbutique (28), et que *Poterius* réussit à guérir une gale lépreuse qu'un traitement très-long, mais trop constamment invariable, avoit

---

(27) Gaz. salut. 1788, n.º XXXIX. Soc. roy. de méd. t. IV. Mém. p. 175. *Becheri*, phys. subter. p. 334. *Cullen*, mat. méd. (traduz. ital.), in-8. t. III, p. 17.

(28) Gaz. de santé, 1789, n.º 16.

rendu opiniâtre, et en cela analogue au scorbut, en donnant seulement du sucre rosat et
de la teinture d'antimoine (29). — *De Haën*
(30) regarde si bien l'usage varié des alimens
de différentes espèces comme très-avantageux,
qu'il n'attribue la moindre fréquence du scorbut, dans les pays du Nord, qu'à la coutume
que l'on y a prise depuis quelque temps de se
nourrir d'herbages de *diverses* qualités, et
d'alimens *différemment* assaisonnés. Ce même
avantage d'une mutation quelconque dans
l'espèce de nourriture végétale, se remarque
annuellement chez les habitans de la Sologne
qui sont scorbutiques vers la fin de septembre:
car alors, leur visage est bouffi, leurs forces
sont abattues, leurs gencives sont gonflées et
saignantes ; leur ventre est tendu, et leur
peau se marque de taches rouges (31). Cet
état cachectique ne leur vient sans doute que
de ce que, depuis juillet jusques en octobre, ils
ne boivent que de l'eau, et qu'ils ne mangent
absolument que du pain fait avec un mélange
de seigle et de sarrasin. Mais après ce temps,
ils deviennent plus gais : la couleur de leur
peau est plus naturelle, ainsi que le teint de

Le scorbut, parmi les gens de la Sologne, ne se guérit que par un changement de régime.

---

(29) *Hoffman*, suppl. I, part. 1, p. 190.
(30) Rat. med. pars 8.ᵃ , cap. IV.
(31) Soc. roy. de méd. t. I. Hist. p. 343. Mém. p. 68.

leur visage : enfin ils offrent tous les signes
d'une meilleure santé ; et ce changement favorable ne vient sans doute aussi que de ce
que, depuis cette époque, ils font soigneusement entrer dans leurs repas un mets auquel
ils n'étoient pas accoutumés, savoir des navets,
qui sont ainsi pour eux, et dans cette partie
de l'année, un aliment nouveau ; et ce qui
prouve que l'état de médiocrité est souvent
préférable à celui de l'abondance, c'est que
les riches qui dédaignent cette racine et qui
n'en mangent point, ne participent aucunement aux bons effets de cette mutation de
nourriture, qu'ils ne sont point guéris de leurs
infirmités à la même époque, et qu'ils ont
besoin des secours de la médecine proprement
dite.

# CHAPITRE III.

## Causes directes ou prochaines du scorbut.

La lésion des organes digestifs a besoin, pour produire le scorbut, du concours de quelques autres circonstances énervantes.

COMMENT expliquer l'apparition du scorbut dans la plupart des cas dont il a été question dans le chapitre précédent, et où cependant les alimens étoient en général d'une nature intrinsèquement bonne, si ce n'est en admettant que l'estomac, accoutumé à l'impression, naguère stimulante, de ces mêmes alimens, a fini par ne plus s'en *affecter* (1), et par tomber peu à peu dans un état d'inertie capable de permettre et même de favoriser et augmenter l'action des autres circonstances énervantes, comme d'un défaut d'exercice, de quelque passion triste, etc. ? Car il est à remarquer ici que l'état seul de lésion des organes digestifs, quoique nécessaire pour la production du scorbut ( v. plus bas ), n'en est pas toujours

---

(1) C'est donc avec beaucoup de raison que *Girtaner* a posé en thèse générale que le scorbut ne vient que par la soustraction des stimulus habituels et ordinaires à l'économie animale. V. *Gianini*, mem. di medic., t. I, p. 145.

accompagné, et que cette heureuse insuffi-
sance a lieu lorsque l'activité de quelques
autres fonctions corrélatives ou consensuelles
avec les digestives, supplée en quelque sorte
à la foiblesse des dernières. C'est ainsi que
l'occupation variée qui entretient et rehausse
l'action musculaire, que le changement fréquent de linge, qui provoque une transpiration douce et continuelle (2), que des passions
agréables qui *mettent* toutes nos parties en expansion, etc., *s'opposent* souvent au scorbut (3),

---

(2) Le dérangement de la transpiration a peut-être,
après celui des organes digestifs, le plus d'influence sur le
développement du scorbut. «When the discharges of pers-
» piration by skin are copious, the scurvy can never rise
» to a great height. » (Observations relative to the influence of climate, by Alex. *Wilson*, in-8. *London*, 1780,
p. 194) — Il est très-rare, dit *Bosquillon*, dans ses notes
sur la médecine-pratique de *Cullen*, t. II, p. 676, que le
scorbut ait lieu tant que la transpiration se soutient à un
degré considérable. — La suppression de la transpiration,
selon *Colombier* (Méd. milit. in-8. t. V, p. 187), est en
partie la cause de cette cachexie. Cela est si vrai, que vers
la fin des hivers humides, les gencives de quelques personnes sont plus gonflées, et deviennent plus mollasses, —
que le scorbut est endémique chez les peuples du Nord qui
transpirent peu, — qu'il est le fléau des escadres où les
marins sont sans cesse exposés à l'action d'un air rendu
froid par les vapeurs de la mer (*Robert*, traité de méd.
t. II, p. 329), — et que dans une épidémie scorbutique,
ceux qui ne perspirent pas, en éprouvent ordinairement
les premiers symptômes (*Sanctorius*).

(3) *Lind* fait observer que les causes du scorbut doivent

La liberté de la transpiration empêche le scorbut, autant que son dérangement le provoque.

sur rétablissement duquel toutes les circonstances, caractérisées par une liberté et une abondance manifeste de la transpiration, influent tellement, que les femmes chez qui une peau ordinairement plus douce présente cette excrétion moins souvent et moins gravement altérée, sont plus rarement attaquées de cette cachexie, et que cette même maladie, au dire d'*Hoffmann* (4), ne se rencontre point parmi les espagnols, qui, il est vrai, se nourrissent volontiers de cochonaille fraîche, mais qui à raison de l'air pur qu'ils respirent et de l'eau légère qu'ils boivent, ont une transpiration douce et louable. Ainsi, d'après l'influence simultanée ou opposée de l'air et des alimens, c'est-à-dire, suivant que ces deux choses non naturelles agissent de la même manière ou en sens contraire, l'on peut répéter avec Hippocrate : *Morbi oriuntur tùm à victûs ratione, tùm à spiritu cujus inspiratione vivimus* ( De nat. hom. ).

Il ne suffira donc pas de dire en général ( voyez ci-après ) qu'en observant tel ou tel

---

non-seulement agir ensemble et être portées à un haut degré, mais encore qu'elles doivent subsister *pendant un temps considérable, sans interruption, et sur-tout la nourriture.* Traité du scorbut, t. I, p. 167.

(4) Tome VI, p. 204. *Richter*, opusc. med. t. I, p. 171.

régime

régime, l'équipage de tel ou tel vaisseau a été préservé ou guéri de cette maladie ; il sera encore essentiel d'avoir égard à un grand nombre de circonstances dont l'influence est incontestable (5). C'est ainsi que le riz, par exemple, dont on verra que l'usage exclusif pour nourriture a suffi pour faire naître le scorbut, n'a pas eu ce triste résultat pour les marins de la frégate du Roi la *Diane*, commandée par M. *Hocquart* en 1737, parce que sa croisière qui dura près d'un an, et pendant laquelle ce vaisseau ne perdit pas un seul homme, eut lieu par un temps constamment beau et serein ; que l'équipage fut peu chargé de travail, et qu'il fut et se montra gai et content. Mais si cette même nourriture eût été donnée dans une navigation sur la Manche, où encore plus, sur les Açores du grand banc de Terre-Neuve, où le ciel est toujours brumeux, le froid excessif, la mer mâle et orageuse, où les pluies sont fréquentes, où les marins manœuvrent continuellement, etc., elle auroit donné lieu à beaucoup de maladies scorbutiques (6), à peu près comme celles qui, en 1591, ravagèrent la Silésie, dont les habitans usoient beaucoup de laitage, lequel

---

(5) *De Courcelles*, Régime vég. des gens de mer, p. 79.
(6) Idem, page 80.

ne put, cette année, qu'être une nourriture mal-saine, parce que la saison (le printemps), loin d'être revivifiante, comme elle l'est ordinairement, fut sombre, humide, nuisit beaucoup aux arbres, et ne put ainsi qu'influer désavantageusement sur le pâturage et sur le lait des bestiaux (7).

*Définition du scorbut.* D'après tout ce qui a été dit jusqu'ici, on peut établir que le scorbut est une cachexie, dont la cause primitive est une débilité radicale du système digestif, par suite d'une manière de vivre trop long-temps la même, — dont la nature varie suivant l'espèce de régime tenu auparavant, — dont le caractère apparent n'est pas toujours constant, vu qu'il dépend de l'état d'opportunité de divers organes à en recevoir l'impression, — et dont enfin l'établissement et les progrès tiennent toujours au concours de plusieurs circonstances énervantes.

*Distinction du scorbut aigu et scorbut ordinaire.* Cette définition, qui isole parfaitement le scorbut qu'on appelle *aigu* ( si toutefois il en existe de tel, à moins que l'on ne donne ce nom à ces hémorragies subites et universelles, qui proviennent de l'action de certains poisons, de certaines piqûres venimeuses, etc. ), et dont la cause est aussi subite et grave que ses

---

(7) Hist. morb. Vratisl. p. 213.

effets sont prompts (8), d'avec le scorbut *vulgaire* qui nous occupe, dont la cause est
graduée, et dont les effets sont comme chroniques, pourra paroître fondée et confirmée
par tout ce qui sera énoncé dans le cours de
cet ouvrage, et spécialement par quelques
réflexions sur la cause de la différence accidentelle de celui de mer ou de celui de terre ;
— sur la plus grande disposition à cette maladie de la part de ceux qui sont depuis un
certain temps exposés à l'action soutenue des
agens débilitans ; — sur la rapidité de la guérison des malades, lorsqu'on parvient à les
soumettre à un changement tranchant de régime, de position, de travaux, etc. ; — et
enfin sur l'analogie qu'affecte et qu'a réellement avec le scorbut ordinaire, celui qui arrive
à la suite de quelques maladies dont le traitement a été signalé par l'emploi trop régulier,
trop long et trop énervant d'un même remède.

Mais avant d'aller plus loin, nous devons
placer ici quelques observations relativement
à la division du scorbut en aigu et en chro-
nique, dont l'on vient de parler ; et à celle de
la même maladie en *acide* et en *alkaline* ; et

---

(8) Voy. le professeur M.ʳ *Coze*, dans les mémoires de la
société des sciences, agriculture et arts de Strasbourg.

qui peut-être militerontmoins en faveur de la première que de la dernière.

En effet, le symptôme saillant, à l'apparition brusque duquel l'on se croit plus que fondé à soupçonner un scorbut *aigu*, n'est peut-être que l'effet et l'indice des progrès rapides d'un état maladif qui existoit déjà, et dont la supposition ramèneroit ce même scorbut, prétendu *aigu*, etc. à la cathégorie des scorbuts chroniques ordinaires (9). Cependant ne rejetons point cette division du scorbut, que plusieurs voudroient faire rentrer dans le genre des fièvres putrides, quoique même le pouls ne soit point fébrile (10), et citons-en quelques cas que le lecteur caractérisera de son mieux.

Un epistaxis survient sans qu'on en puisse soupçonner la cause, puisque le malade a les gencives saines, qu'il ne présente aucune tache sur le corps, etc. Il y a même chez lui plutôt apparence d'une fièvre inflammatoire (11), vu que les pulsations artérielles sont

*Observations sur le scorbut aigu.*

*Première observation.*

---

(9) Journ. de med. t. XXXII, p. 514.

(10) Idem, t. LXII, p. 583 et 585.

(11) Il est des maladies en apparence inflammatoires, qui peuvent survenir pendant le règne du scorbut; mais, alors même, leur existence n'est qu'*essayée*; leur marche est bientôt interrompue, et comme leurs progrès ultérieurs demandent nécessairement le concours d'action d'autres

fréquentes, dures et pleines, que le sang obtenu par la saignée se recouvre d'une forte couenne lymphatique, que les symptômes fébriles augmentent malgré ces évacuations sanguines et le saignement de nez, lequel est devenu presque terrible, etc. : mais le lendemain, les taches scorbutiques qui recouvrent alors tout le corps, font recourir avec succès à un traitement tonique, et à l'emploi des acides, etc. (12).

Une personne mange des gâteaux, dans la composition desquels est entrée de la céruse : bientôt l'on a des vomissemens et des coliques; les gencives se tuméfient et présentent des nœuds douloureux; la langue devient brune; il survient des crachats visqueux; salivation, ulcération de la bouche, haleine fétide, urine rouge, etc. Ces symptômes se calment et font place à un larmoiement âcre, à la bouffissure de la joue droite, à des dou- Deuxième observation.

---

parties qui dans le scorbut sont intéressées, compromises, elles avortent bientôt, et leur apparition ne sert même qu'à rendre plus intense la cachexie préexistante, qui dèslors s'exaspère sensiblement; c'est ainsi, par ex., que l'on voit de petites véroles venir compliquer l'état scorbutique de quelques sujets, sur-tout s'ils ont pris quelques légers fortifians; mais elles ne peuvent point suppurer; elles s'affaissent au contraire, et laissent agir le scorbut avec toute sa force possible. *Chambon*, Obs. méd. p. 387.

(12) *J. P. Frank, Epitome*, etc. t. VI, p. 136.

leurs d'oreilles , sur-tout en mangeant ; et enfin à des taches rouges aux doigts , qui disparoissent d'abord , mais pour revenir ensuite ; l'engorgement du col diminue ; cependant les vomissemens reparoissent ; même ils sont entremêlés de sang , et sont bientôt suivis de roideur dans les génoux , de maux de tête , de coliques , de douleurs rhumatiques au bras droit , de douleurs fixes au genou , au tarse , et notamment sous la plante des pieds (13).

Troisième observation. Un paysan est altéré , se plaint de lassitudes , et tombe même dans un accès de folie , après avoir mangé des racines de jusquiame : il dort seize heures de suite , après lesquelles la continuation de son délire faisant soupçonner quelque poison avalé , il prend tous les quarts d'heure une cuillerée de vinaigre. A six heures du soir (le lendemain de la méprise ) , on le trouve revenu à son bon sens , mais se plaignant d'ardeur et de douleur pongitive à un pied , sur lequel surviennent encore beaucoup de pétéchies noires , et quelques pustules , les unes , remplies d'une humeur jaune foncée , et les autres , rompues et gangrenées ; on continue le vinaigre ; le malade prend la diarrhée , et se rétablit (14).

---

(13) Com. Lips. t. XXIV, p. 93.
(14) Idem , p. 452.

( 59 )

Un septuagénaire, mélancolico-sanguin, Quatrième observation.
ancien marin retiré, *grand fumeur*, prend
dans l'été, 1791, un ictère et un peu d'essoufflement, que paroissent combattre les acides,
les végétaux, les minoratifs, etc.; mais au
bout de trois semaines, et par un temps très-
chaud, la couleur des joues paroît livide...;
le malade prend une diarrhée brune et fétide;
ses urines, également puantes, déposent un
sédiment noirâtre; les gencives, jusqu'alors
intactes, commencent à devenir fongueuses;
il survient une sputation d'une odeur cada-
véreuse; bientôt paroissent sur tout le corps,
et principalement aux extrémités, des taches
violettes; une hémorragie qui a lieu par l'ex-
traction de la première dent qui avoit commencé d'être malade, continue beaucoup de
temps; du reste, point de fièvre, point de
lésion cérébrale, et cependant les symptômes
empirent, et le malade meurt le septième
jour (15).

Le sultan *Mahmoud* ayant échoué dans Cinquième observation.
toutes ses opérations militaires, entreprend,
par esprit de pénitence et pour apaiser le
ciel irrité, de s'enfermer dans un souterrain
impénétrable à la lumière du soleil, et où il

---

(15) *Fourcroi*, Méd. écl. etc. t. IV, p. 188.

passe quinze jours à crier d'une voix forte et lugubre le mot *hou*, qui est un des attributs de Dieu, et à n'y manger qu'un peu de pain, une fois dans les vingt-quatre heures. *Mahmoud* sort de cette retraite rigoureuse avec tous les symptômes de la folie la plus décidée, et dans un des accès de laquelle il fait massacrer une famille de princes. Deux mois après cette boucherie, le tyran est attaqué d'une lèpre qui lui couvre tout le corps, qu'accompagnent les douleurs les plus cuisantes, et qui est suivie de la pourriture de ses chairs, laquelle s'étend jusqu'à les détacher des os (16).

Sixième observation. Au bout de dix-huit mois d'un traitement, entrepris pour combattre une prétendue disposition putride et alkalescente des humeurs, et qui avoit consisté dans l'unique usage du lait, des végétaux et des boissons acescentes, et dans la privation de toute espèce de viande et de bouillon, une femme est attaquée d'une sorte de fièvre pourprée, et compliquée avec la petite vérole. Cette dernière maladie a à peine le temps de faire son éruption : le corps se couvre d'échymoses et de taches violettes ; les yeux, le nez, la gorge, etc. n'en sont

---

(16) Anecdotes orientales, t. II, p. 131.

point à l'abri, pas même la matrice : car les règles sont sanieuses et fétides ; les crachats deviennent noirs, sanguinolens, etc. : les évacuations sont puantes, etc. Malgré l'emploi renforcé des anti-putrides, des acides, du quinquina, de l'air froid, etc., la malade meurt vers le septième jour (17). Dira-t-on que la diathèse scorbutique acide n'existoit dans ce cas que depuis une semaine ? Nous pensons le contraire.

On lit dans un ouvrage périodique (18) un cas d'éruptions, de taches pétéchiales, précédées de plusieurs hémorragies nasales, qui après avoir été combattues avec succès par les astringens et les anti-scorbutiques, reparurent par un coup violent reçu à la fin de l'hiver, et furent terminées le mois suivant ( mars ) par la mort.

*Septième observation.*

Passons maintenant à la division du scorbut en *acide* et en *alkalin*, qui nous paroît être la plus raisonnable de toutes celles que l'on s'est plu à en faire, et avant l'établissement de laquelle nous allons parler rapidement des altérations que quelques-uns de nos fluides reçoivent des alimens ou des boissons.

---

(17) *Bordeu*, Mal. chroniq. p. 567.
(18) Journ. de méd. t. LXXIV, p. 34.

Altération du lait suivant la nourriture animale ou végétale de l'animal, etc.

La nature de toutes les humeurs animales est modifiée par celle des substances alimentaires, sur lesquelles l'estomac s'exerce journellement. Ainsi, dans les mammifères, on voit le lait (19) et les urines (20) tendre à l'alkalescence ou à l'acescence, suivant que l'animal qui fournit ces humeurs, s'est nourri ou de viandes ou de végétaux ; ainsi le lait d'une femme accoutumée à vivre de substances animales mêlées avec des substances végétales, ne se coagule pas, lors même qu'on y verse des acides, et profite davantage à son nourrisson ; tandis que celui d'une femme qui ne mange presque uniquement que des végétaux, se coagule presque par sa propre chaleur (21), et participe plus de la nature de celui d'un animal herbivore, dont un enfant ne peut pas se nourrir long-temps impunément (22). De semblables résultats ont été obtenus du lait des chiennes, selon que leur nourriture étoit ou animale ou végétale (23).

---

(19) D.' *Young*, De naturâ et usu lactis in diversis animalibus, cap. VIII, sect. I et VI.

(20) *Wedekind*, De naturâ etc. morborum primarum viarum, etc. p. 10.

(21) Gaz. salut. 1786, n.° XXXIV. *Retz*, Nouv. instr. t. II, p. 424.

(22) *Frank*, Delect. opusc. med. t. V, p. 364.

(23) *Cullen*, Mat. med. (tradi ital.), t. III, p. 121.

( 43 )

Relativement aux urines, on a remarqué que les alimens tirés du règne animal, en augmentoient le sédiment spontané, tandis que ceux fournis par le régime végétal, le diminuoient. Avec les premiers, la quantité des urines est moindre, d'environ un septième, qu'avec les derniers, quoique l'on boive une fois plus en mangeant de la viande, qu'en usant des végétaux. (24). De plus, la matière saccharine des urines est diminuée, ou devient nulle par une abstinence totale des substances végétales (25); et *Fordyce* dit expressément, à ce sujet, qu'en nourrissant un malade uniquement de matières animales, on rend, en vingt-quatre heures, son urine, saline, de mielleuse qu'elle étoit (26). Par analogie, l'humeur de la transpiration éprouve elle-même une telle altération de la part du régime, qu'elle présente une dominance acide ou alkaline, suivant que les alimens que l'on a pris, ont été seulement tirés, ou du règne végétal, ou du règne animal. Du reste, toutes ces différences de résultats qu'offrent nos humeurs, suivant l'espèce de régime que nous observons, doivent d'autant moins nous sur-

Influence des alimens sur les urines.

---

(24) *Gaether*, dans la Bibl. German. t. VI, p. 317.
(25) An. de litt. méd. étr. t. III, p. 558.
(26) Idem, p. 499.

Division du scorbut en acide et en alkalin.

prendre, que la partie nourricière des végétaux consiste principalement dans leur partie saccharine, tandis que celle des substances animales réside dans leur partie oléagineuse (27). Ainsi, l'on pourroit reconnoître et admettre un scorbut *acide*, à la suite d'un régime végétal long-temps soutenu, et un scorbut *alkalin*, à la suite de l'usage exclusif et non interrompu des viandes; mais l'un et l'autre peuvent arriver sur le continent et sur mer : car le scorbut vulgairement dit de *terre*, et celui de *mer*, ne doivent point absolument être distingués (28) : ils peuvent tous deux être *accidentels* ou *constitutionnels* (29), acides ou alkalins, c'est-à-dire causés par l'usage exclusif et trop long ou des substances végétales, ou des substances animales. Cette division générale du scorbut en *acide* et en *alkalin*, conciliera différentes opinions sur la nature de cette maladie, que plusieurs médecins, et entr'autres *Schonheyder* (30), font dépendre d'un principe alkalin, et que quelques autres

---

(27) *Darwin*, Zoonomia, part. III.

(28) Comm. Lips. t. XXVIII. *Mertens*, Observ. med. t. II, p. 113.

(29) Ainsi la division du scorbut admise par *Buchan* ( Méd. domest. t. III, p. 174 ) en accidentel ou de mer, et en constitutionnel ou de terre, est vicieuse.

(30) Com. Lips. t. XXI, p. 242.

attribuent à l'absence d'une certaine quantité d'acide que les viandes fraîches et les végétaux laissent développer dans les premières voies, et au moyen de laquelle l'acrimonie alkaline, naturelle au sang, même dans l'état de santé, et disposée à se trop développer par l'usage inconsidéré des salaisons et d'autres alimens âcres, est réprimée ou neutralisée, ou au moins affoiblie (31). Voy. le chapitre treizième.

Quoique le scorbut de mer ne diffère point essentiellement de celui de terre (32), il faut cependant observer, 1.º que celui de mer est plus souvent putride que celui de terre, parce que sa cause la plus ordinaire est la privation des substances végétales, et que cette priva-

La différence du scorbut de mer d'avec celui de terre, n'est qu'accidentelle.

---

(31) Collect. Societ. Hauniensis, t. I, p. 215.

(32) La différence accidentelle que le docteur *Larrey* trouve entre l'un et l'autre, et qui consiste en ce que celui de mer agit spécialement sur le système glanduleux, sur les organes salivaires et le tissu des gencives, tandis que celui de terre porte plus particulièrement ses effets sur les viscères abdominaux, ne doit pas même être strictement admise : car elle ne dépend que de l'état antérieur de ces mêmes viscères du bas-ventre, de la position morale des malades, et peut-être même de la température de l'atmosphère. Au reste, ces caractères sont si peu distinctifs, qu'on trouve les organes glanduleux, souvent intéressés dans le scorbut de terre ; comme il arrive fréquemment de rencontrer les viscères abdominaux, principalement affectés dans celui de mer.

tion est de plus de durée ; et 2.º que celui de
terre est ou plus opiniâtre, ou quelquefois
plus rapide dans ses progrès, parce que les
circonstances où il a lieu ordinairement, ne
peuvent pas éprouver un changement aussi
décidé que celles où se trouvent les marins
après un voyage de long cours, et pour lesquels tout se renouvelle (33), jusques à l'air
qu'ils respirent, dès qu'ils quittent leurs bords.
Les scorbutiques de terre, au contraire,
restent toujours soumis à l'impression de la
même atmosphère, à l'action du même régime, et à l'impression des autres mêmes
agens extérieurs, ce qui ne produit point
chez eux, comme chez les marins débarqués,
une mutation totale et tranchante dans l'appareil maladif et constitutionnel du scorbut.
A ce sujet, l'on seroit peut-être fondé à croire

---

(33) Ce renouvellement partiel ou général est expressément indiqué par *Méad*, comme nécessaire pour combattre le scorbut de mer ( *Mon. et præcepta medica*, page
227 ), et par *Hoffmann* ( *opera*, t. IV, p. 385 et 386 ), qui
assure avoir guéri un scorbut des gencives et autres
affections cachectiques par un changement ordonné dans
les alimens, soit en quantité, soit en qualité. N'est-ce pas
d'ailleurs au changement de régime et d'habitudes que
l'on doit attribuer le soulagement que les Anglais scorbutiques éprouvent en passant en France, et celui que les
Français, atteints de la même maladie, retirent de leur
translation en Angleterre ?

que les gens du continent en proie à cette maladie, et munis de tous les secours possibles, tirés d'un régime végétal ou animal (suivant l'espèce de leur maladie), pourroient, en se mettant en mer, guérir plus promptement que s'ils restoient à terre.

Le scorbut contracté à terre, peut se guérir facilement sur mer

*Wilson* rapporte en effet que lorsque dans les Antilles un nègre vient à être attaqué gravement du scorbut, on prend souvent le parti de l'envoyer à bord d'un petit vaisseau côtier, où bientôt il retire de l'avantage de l'exercice qu'il y prend, et des alimens en viandes et en poissons dont il y est nourri (34). A cette observation du médecin Anglais, nous pourrions joindre ce que nous avons eu lieu de remarquer chez les scorbutiques tirés des hôpitaux d'Alexandrie (Égypte), et embarqués sur le vaisseau de transport anglais *the Harmony*. Dans les premiers jours de route, ces malades se virent délivrés de tous leurs symptômes scorbutiques.... Leurs gencives étoient déjà dans un bon état décidé,.... et leur guérison auroit sans doute été complète, si la

---

(34) It is very common.... when a negro falls into the scurvy, and is much reduced to *send him on board some small coasting vessel*, where he generally gets well by being obliged to move about, and having an abundant supply of beef, fish and other animal food. *Wilson*, influence of climate, p. 169.

longueur de la navigation n'eût commencé à en rendre l'influence *habituelle*, et conséquemment de peu d'effet, et si en outre il ne fût survenu à cette même époque des circonstances bien propres à faire renaître le scorbut, savoir une mal-propreté et une humidité manifestes, dans lesquelles les malades, aveugles sur leur propre conservation, et sourds aux remontrances et aux ordres, se plurent à tenir le local qu'ils occupoient. Enfin l'assertion de M. *Villers*, chirurgien-major de la marine (35), vient encore à l'appui de nos idées, puisqu'il dit expressément qu'il y a aussi des scorbuts contractés à terre qui se dissipent par l'embarquement, sur-tout lorsque la saison se montre favorable, que le vaisseau a été bien approvisionné, et que la navigation se fait heureusement.

Nous en avons sans doute assez dit pour montrer que nous considérions l'homme comme l'être animé qui demande le plus de *liberté* et de mouvement dans ses actions, et le plus d'*inconstance* dans son régime (36).

---

(35) Voy. sa thèse inaugurale, intitulée, *Considérations générales sur le scorbut*, in-4. 1806, p. 11 et 43.

(36) *Makensie*, hist. de santé, p. 129. *Zimmermann*, Zoologie géographique, p. 86. — Traité de l'expérience, t. III, p. 364.

Aussi

Aussi voit-on les jeunes étudians, et principalement les pensionnaires qui sont assujettis à un genre de vie trop uniforme et trop invariable, être la plupart souvent fatigués d'une haleine désagréable dont ils sont peu à peu délivrés, lorsque, après leur sortie de leur maison de réclusion, ils s'adonnent à un régime plus varié. Aussi observe-t-on encore que le sommeil trop prolongé est peut-être la circonstance qui donne le plus lieu à la mauvaise bouche, que l'on a fraîche quand on se réveille au milieu de la nuit, du moins comparativement à ce qu'on éprouve quand on se lève tard : car alors on l'a ordinairement pâteuse, amère, etc.

Une succession de changemens plus ou moins rapprochés et plus ou moins imprévus dans les occupations et le régime, rend les habitans du Nord, qui ont su s'y habituer dès leurs premières années, moins sujets aux maladies, ou moins susceptibles d'en essuyer de graves atteintes (37); et en général l'on peut avancer que cette conduite est dans l'intention de la nature, qui paroît vouloir que nous n'usions que d'alimens *divers*. Le lait même qu'elle destine pour seule nourriture

*La variété dans les six choses non naturelles, empêche le scorbut.*

---

(37) *Linnée*, Dissert. acad. n.º CXXXV. *Varietas ciborum.*

aux enfans pendant leurs premiers mois, ne tient-il pas de l'animal et du végétal, et ne nous offre-t-il pas ainsi une combinaison plus ou moins parfaite de principes nourriciers différens ( Voy. p. 22 ) ? Aussi est-il à noter que ces mêmes enfans sont moins sujets au scorbut, et que celui qu'ils présentent quelquefois, n'est pas tout-à-fait le même que celui des adultes. Au surplus, une uniformité trop longue dans leur nourriture leur a causé de temps en temps des indispositions singulières, et parmi lesquelles je citerai la nyctalopie que *Joseph-Frank* (38) a observée être familière parmi ceux de l'hôpital de Munich, où ils n'étoient nourris que de végétaux, et qui ne céda que lorsqu'on eut ajouté du lard à leurs alimens ordinaires. Tous ces faits, toutes ces observations montrent bien qu'*Eugalenus* (39), *Sennert* (40) et *Christ. Frid. Daniel* (41), ont été autorisés à admettre, comme une des causes principales des maladies, l'*immutabilité* d'un régime quelconque, et que *St. Paul* avoit eu raison de conseiller à *Timothée*, pour sa santé, de changer sa manière

_______________

(38) Inst. clin. Wiln. an. 1, p. 106.
(39) De scorbuto, edit. Amstelod. 1720, p. 6.
(40) Tom. III, p. 513.
(41) Systema ægritudinum, p. 207.

de vivre accoutumée, et de quitter l'usage de
l'eau, pour passer à celui d'un vin généreux (42).

Une variété d'alimens est donc ce qui peut
suffire le plus pour éloigner le scorbut; et
c'est en effet ce qui a été observé sur deux escadres soumises à la même température, aux
mêmes occupations, croisant dans les mêmes
parages, et dont cependant l'une ( l'hollandaise) ne compta point de scorbutiques parmi
ses matelots, parce que leur nourriture n'étoit
pas la même tous les jours de la semaine (il
y en avoit deux où on leur donnoit une espèce
de choux-croûte ), tandis qu'il y eut beaucoup de ces malades dans l'autre escadre
(l'anglaise), dont les équipages n'admettoient
point cette modification dans leurs mets (43).
Sur le tout, consultons encore la nature, et
nous verrons qu'elle approuve et qu'elle
amène, favorablement pour les habitans des
côtes maritimes de la Hollande, un changement sensible, et dans la température de l'atmosphère, et dans le genre d'alimens qu'elle
leur fournit. C'est effectivement au printemps
que les scorbutiques qui, dans ces contrées,
ont résisté à l'action du froid et des alimens

*C'est sur-tout la variété dans les alimens qui empêche le scor-but. Voy. p. 61.*

---

(42) *Triller*, Opusc. med. t. I, p. 536.
(43) *De Haën*, Rat. med. pars 8.ᵃ , cap. IV, p. 165.

salés, long-temps continués, se trouvent ra-
nimés et guéris par l'influence d'un air plus
doux, et des végétaux qui abondent en cette
saison. On ne doit donc pas s'étonner de voir
l'homme disposé au scorbut, dès qu'il est soumis aux circonstances les plus coercitives et
les plus énervantes, comme à une vie oisive
qui engourdit, à une atmosphère long-temps
humide qui relâche, à une nourriture qui ne
restaure point, à des infirmités qui dépensent
les forces, à des remèdes qui usent les organes, et enfin à des passions de l'ame, dont
l'effet accablant n'est tempéré par aucune
jouissance du moment, ni par le sourire de
l'espoir sur l'avenir. —Ici se présente à tracer,
d'une manière plus ou moins rapide, le tableau des causes adjuvantes du scorbut.

# CHAPITRE IV.

## *Causes adjuvantes du scorbut.*

------------

Le principe sur lequel on peut fonder les recherches et l'établissement des causes auxiliaires et prédisposantes du scorbut, se déduit de ce que dans l'état de santé, le sang doit ses bonnes qualités à l'affluence continuelle des sucs qui sont extraits des alimens sains, et à l'expulsion des parties insolubles, superflues et âcres de ces mêmes alimens, par les voies de décharge des urines, des selles, et sur-tout de la transpiration (1). Mais ces résultats favorables des substances nourricières ne tiennent point toujours uniquement, ni à leur nature intrinsèque, ni aux élémens que la chimie y découvre ( on l'a déjà dit et prouvé dans le chapitre précédent );... ils dépendent, d'un état de vigueur de la plupart de nos organes qui, pour le manifester et l'entretenir, demandent de temps à autre un changement

______________

(1) *Macbride*, Introduction méthodique à la pratique de la médecine, t. II, p. 492.

d'action ou de qualité de stimulus. Sans cette mutation convenable, le système digestif, indisposé et affoibli, ne peut point offrir au sang son approvisionnement, ni sa dépuration ordinaire. Ainsi, tout ce qui énervera nos parties, ou qui s'opposera aux évacuations journalières de nos humeurs, sera considéré comme circonstance favorable au développement du scorbut : tels sont souvent, l'air humide et impur, la mal-propreté, etc. etc. etc.

Air mou et humide.

La température élevée ou abaissée de l'atmosphère est une des causes disposantes du scorbut, si elle reste long-temps au même degré, et sur-tout, si l'humidité s'y trouve jointe. Cette dernière complication présente d'ailleurs des effets plus intenses par l'inertie à laquelle sont enclins nos corps, qui ont pu être ou affoiblis par des chaleurs fatigantes, ou engourdis par le froid. Un savant professeur de Padoue ( M. *Toaldo* ) croit avoir reconnu que le scorbut avoit été plus commun depuis 1725 jusques en 1732, parce que dans ces mêmes huit années il y avoit eu un plus grand nombre de jours pluvieux et obscurs (2). Cependant, comme les Lapons, qui vivent dans un climat sec et froid ; comme les pêcheurs des côtes de la Prusse, qui se tiennent continuellement sur

_______________

(2) *Cotte* ( le père ), Traité de météorologie, p. 406.

l'eau (3) ; et enfin comme les Vénitiens, qui sont constamment plongés dans une atmosphère humide (4), ne sont pas absolument fatigués par le scorbut, nous ne cesserons de répéter que ces circonstances ne sont point propres par elles seules ( voy. p. 3o ) à amener cette cachexie, à moins qu'elles n'aient lieu pendant que l'estomac se trouve dans un état d'atonie, comme cela arrive chez les habitans des rives de la Baltique, qui ont à lutter non-seulement contre un froid humide , mais encore contre l'usage habituel d'une nourriture salée ou visqueuse (5) ; et même leur influence défavorable est annullée par le changement successif du régime, suivant le temps, la saison, etc. (6), et par un exercice soutenu, mais *varié*, et au moyen duquel les marins s'y trouvent moins exposés que ceux qui sont oisifs et nonchalans. Cette différence a existé chez les deux femmes scorbutiques dont *Milmann* a donné l'histoire détaillée dans le second volume des transactions médicales de Londres, p. 471 ; et en effet, celle qui étoit

---

(3) Com. Lips. t. XXVII, p. 212.

(4) *Francisco Roncalli Parolino*, Europæ medicina , in-folio, p. 386.

(5) Journ. de méd. t. XLV, p. 23.

(6) An. de litt. méd. étr. t. XVI, p. 162.

la plus propre, et qui se donnoit le plus de mouvement, fut la moins malade. *De Haën* dit encore à ce sujet, que parmi les habitans des pays septentrionaux, qui sont soumis au même air et à la même nourriture, les laboureurs, les vignerons, les charpentiers, etc., sont le moins souvent et le moins gravement atteints du scorbut, qui exerce plus fréquemment ses ravages parmi les tisserands, les peintres, les tailleurs et les gens de lettres (7).... Et enfin, nous ajouterons que ce n'est sans doute qu'à l'exercice que ceux qui ne se nourrissent que de végétaux ou d'une autre seule espèce d'alimens, doivent l'avantage de contracter moins souvent cette affection maladive.

Ce que nous avons dit d'une humidité défavorable, délétère, etc., à l'aide de laquelle l'atmosphère favorise plus ou moins le scorbut, n'est applicable à cette cause adjuvante, qu'autant qu'elle est de *durée* : car les pluies *passagères*, loin d'être nuisibles, servent au contraire à changer de temps à autre l'impression atmosphérique, dont l'*invariabilité*, si elle avoit lieu, auroit l'inconvénient de nous accoutumer et de nous rendre peu à peu insensibles à l'action excitante de l'air. De plus, elles lavent

_______________

(7) Rat. med. pars 8.ᵃ, caput IV.

en quelque manière nos corps et les rafraî-
chissent ; elles relâchent et affoiblissent nos
fibres trop distendues par une sécheresse antérieure, ou imprégnées d'une humeur pers-
pirable et trop âcre ; mais, nous le répétons,
il faut que l'état des habillemens n'empêche
point ces avantages ; il faut qu'ils n'en contractent pas une humidité *permanente*. C'est
avec ces précautions que l'équipage du capitaine *Cook*, entré dans la baie *Dusky* (Nou-
velle-Zélande), se trouva bien des pluies qu'il
y essuya, au point d'y voir dissiper jusques
aux dispositions maladives que quelques matelots avoient pu contracter à bord de leur
vaisseau (8). Voy. la page suivante.

Si l'air saturé d'une humidité simplement
*aqueuse*, mais de longue durée, provoque ou
favorise le scorbut, cet inconvénient est encore plus à craindre, quand l'atmosphère est
pénétrée d'une humidité saline. Du moins,
l'on a observé que depuis que l'on brûle du
charbon de terre dans l'arrondissement de
Hales, et que les vapeurs de ce combustible
se mêlent aux vapeurs salines du fleuve *Sala*
qui coule près de cette dernière ville, il y a
beaucoup moins de scorbutiques qu'aupa-

Utilité des ha-
billemens im-
prégnés d'une
humidité *passa-
gère*, et que l'on
change de temps
à autre.

Air salin, ma-
récageux, etc.

---

(8) Vie du capitaine *Cook*, t. I., p. 327.

ravant (9). — L'air *marécageux* doit également concourir au développement du scorbut, d'autant plus qu'il agit défavorablement, même sur les animaux, et que l'on voit les brebis qui paissent dans les lieux palustres, finir toujours par être atteintes de *pourritures* dans le ventre, sur-tout au foie; tandis que celles qui broutent dans les endroits secs et rocailleux, se portent très-bien (10). — Les vices d'une humidité croupissante, à laquelle ceux des Lillois qui sont peu soigneux dans leurs habitations, doivent le scorbut qui les attaque par fois, sont corrigés par le soin d'y substituer une humidité souvent renouvelée, laquelle en effet met à l'abri des affections scorbutiques les habitans de la même ville qui lavent souvent leurs appartemens (11).

Air des hôpitaux.

L'air des hôpitaux doit par la même raison exercer sur nos corps ses propriétés délétères; et c'étoit avec fondement que l'on regardoit l'air étouffé et corrompu de l'hôpital de la Pitié de Paris, comme la cause la plus puissante de l'affection scorbutique et du *muguet*, qui y firent périr beaucoup d'enfans en 1734 et 1739, malgré tous les soins que l'on prit

---

(9) *Hoffmann*, Suppl. I, part. I, p. 700.
(10) *Aubry*, Oracles de Cos, disc. prélim. p. 81.
(11) *Retz*, Nouv. inst. 1786, p. 443.

pour y établir et y entretenir une grande propreté. — Les cellules étroites des couvens présentant encore l'inconvénient d'un air peu renouvelé, ont donné lieu au docteur *Sampontz*, de Barcelone, d'observer que les religieuses qui se tiennent renfermées dans ces réduits, sont pâles, cachectiques, et qu'elles présentent un état scorbutique, auquel d'ailleurs les disposent une vie sédentaire et des austérités multipliées (12). —Ce qui existe sur terre dans les lieux resserrés, peut encore se rencontrer sur mer, lorsque l'air n'en est ni tempéré, ni rafraîchi. On a vu alors le scorbut tellement s'aggraver, et se propager pendant des calmes et des chaleurs étouffantes, qu'on a été obligé, pour réprimer la férocité de ce fléau, de changer de route, et de cingler vers le nord (13). —Si l'on suppose maintenant qu'une atmosphère partielle, et au milieu de laquelle on soit continuellement plongé, est chargée de vapeurs délétères *mélalliques*, on aura alors une source de dérangemens multipliés dans nos systèmes pulmonaire, cutané et gastrique ; et alors il n'est pas étonnant de voir un individu, sexagénaire, exposé depuis long-temps et par état, aux vapeurs mercu-

Air chargé de vapeurs métalliques.

---

(12) Soc. roy. de méd. t. IX. Mém. p. 78-141.
(13) *De Courcelles*, ouv. cit. p. 90.

rielles, se trouver affligé d'une espèce de scorbut, après avoir toutefois acquis une insensibilité générale de la peau, et un hocquet presque continuel. Cette affection fut combattue par l'usage de la rhubarbe, par une nourriture abondante, mais *variée*, et enfin par l'exercice des membres affectés (14).

Nous avons déjà donné à entendre que la disposition au scorbut étoit augmentée par un état de mal-propreté, ou ce qui est à peu près la même chose, par le changement peu fréquent d'habillemens; et pour le prouver, nous nous bornerons à indiquer que les cavaliers de l'armée française sous les murs d'Alexandrie (Egypte), et dont l'équipement plus composé, et le service *ambulant* permettoient de temps en temps une mutation de vêtemens, ont donné un très-petit nombre de scorbutiques, relativement aux fantassins qui, toujours en face de l'ennemi, et le ventre dans la poussière, n'avoient aucunement le loisir (15) de se défaire des leurs, qui se trouvoient

Inconvéniens de la mal-propreté.

(14) Bibl. med. physic. *Wratislaviæ*, 1776, t. II, p. 51. — Com. Lips. t. XXVI, p. 536.

(15) Le petit nombre de troupes que les Français avoient à opposer à deux armées réunies par terre et par mer, et qui étoit encore beaucoup diminué par les malades, entrant journellement dans les hôpitaux, étoit continuellement en activité de service. Pendant le jour, le soldat occupoit et

en outre comme imprégné d'une humidité
vraiment terreuse... Quant aux officiers, nous
trouvons dans notre journal, qu'à la fin de
thermidor an 9 (août 1801) il y en avoit à peine
un sur quatre-vingts soldats atteints de la
même maladie. Nous n'omettrons pas encore
de dire que les officiers n'ont pas été aussi
gravement scorbutiques que les autres simples
militaires. Cette différence dans le nombre
des malades ne peut avoir eu pour cause que
celle de la transpiration plus ou moins entre-
tenue ou sollicitée, suivant l'état de propreté
où les officiers et les soldats pouvoient se
maintenir, et dont l'influence avantageuse est
encore plus sensible chez les femmes, qui ayant
la peau plus souple, et transpirant plus facilement et plus constamment, encourent moins
les atteintes et les dangers du scorbut ordinaire.

Il en est du régime antérieur pour l'établissement de l'affection scorbutique, comme des
températures des jours et des mois précédens
pour celui d'une constitution épidémique.
Ainsi il faut observer (voy. p. 30) quelle a
été la manière de vivre qu'avoient les personnes exposées à cette maladie, pour pré-

*Avantages de la propreté.*

*Influence du ré- gime ( observé antérieurement) sur la production et la grièveté du scorbut, que fa- vorise sur-tout l'usage long des alimens et des boissons âcres.*

---

défendoit les fossés et les retranchemens qu'il ne pouvoit
faire qu'à la faveur de l'obscurité de la nuit, et dans un
terrain sablonneux et mouvant.

sumer de leur opportunité et de leur promptitude à la prendre, et des progrès qu'elle fera chez elles; et généralement, cet examen fera voir que les matelots et les soldats mal nourris, et qui seront ensuite devenus scorbutiques, seront grièvement et long-temps malades. C'est la raison qui a fait que plusieurs fois les marins allant au Groënland, ont été fréquemment fatigués du scorbut, et que la garnison de Gibraltar en a été ravagée dans le dernier siége de cette place (16); et c'est aussi par la même raison que nous en ayons vu périr presque tous les matelots prisonniers (anglais et turcs), dont les salaisons (17) et le biscuit détérioré avoient jusqu'alors formé la principale nourriture, et qui se sont vus atteints de cette maladie dans les prisons et hôpitaux d'Alexandrie, à laquelle ils ont tous succombé assez promptement. Les Français eux-mêmes durent peut-être aussi la gravité de leur scorbut aux liqueurs spiritueuses



_______________

(16) Gaz. salut. 1786, n.° VII.

(17) Le sel *seul* est peut-être moins scorbutique que les viandes salées; et même que les viandes *simples* ( *Cullen*, lectures on the materia medica, in-4. *Philadelphia*, 1775, p. 91). Cependant *Darwin* (Zoon. part. 3, art. 3, I) en regarde l'abus habituel comme une des causes les plus disposantes au scorbut. Voy. aussi *Van Swieten*, Comment. etc. etc. t. III, p. 625.

lont ils faisoient un abus avant le rassemble-
nent dans cette ville, pendant le blocus et
e siége de laquelle ils n'eurent que bien
arement de cette boisson stimulante (18). —
Dans *Huxham* (19) il est également mentionné
in cas de scorbut mortel par suite d'un excès
le boissons spiritueuses, dont l'usage modéré
st au contraire quelquefois utile pour empê-
her l'effet d'une disposition ou d'une oppor-
unité à cette même maladie (20), et à l'abs-
inence desquelles les femmes russes durent
eur préservation de l'épidémie scorbutique
qui sévit cruellement à Saint-Pétersbourg
in 1786 (21). — Enfin, il nous paroît intéres-
ant de rapporter que le capitaine *Cook* ré-
orima promptement dans le Kamtchatka les
avages d'un scorbut populaire, amené ou du
noins favorisé par l'abus des liqueurs spiri-
ueuses, en changeant ces boissons contre de
noins stimulantes et de plus savonneuses. De
ous ces faits ne pourroit-on pas conclure que

Utilité de l'usage modéré des liqueurs.

(18) Voyage to Hudson's bay, etc. into the year 1746
and 1747, by *Henry Ellis*.

(19) Observ. de aëre et morb. epid. in-8. *Veneliis*, 1764,
. I, p. 142.

(20) *Horstius*, t. II, p. 389. *Hoffmann*, t. I, p. 112.
Gazette salut. 1786, n.° VII.

(21) Gaz. salut. 1788, n.° XLIII. Gaz. de santé, 1788,
1.° XLI.

l'opportunité au scorbut par le long usage des alimens âcres et des boissons spiritueuses, tient à ce que ce régime influe défavorablement sur l'organe cutanée, en y déterminant une rigidité morbide qui ne peut alors que nuire à la libre transpiration (22) ?

Suivant *Lind*, toutes les maladies qui semblent provoquer la cachexie dont nous nous occupons, pour le moins autant qu'un usage trop soutenu d'alimens âcres ou peu nourrissans, sont celles qui ne se manifestent point par un appareil de vigueur, et qui ne se soutiennent pas par des symptômes d'action et de réaction sensibles. Ainsi les maladies chroniques où l'homme ne paroît jouir que d'une vie imparfaite, et où les ressorts du principe vital tendent sans cesse au relâchement, se compliquent très-souvent d'affections scorbutiques, dont ne sont pas même exempts les convalescens qui péchent dans les règles du régime (23). Nous avons donné des soins à des officiers qui, à peine guéris d'une fièvre intermittente ou d'une dyssenterie (pour le traitement desquelles ils avoient été obligés d'habiter ensemble dans la même chambre,

*nfluence des adies chronis sur l'apparidu scorbut.*

------

(22) *Lorry*, De morbis cutaneis, p. 498.
(23) *Hoffmann*, t. IV, p. 384, obs. V. Voy. aussi le chapitre IX du présent ouvrage.

*de*

de vivre de la même manière, de prendre à peu près les mêmes remèdes, etc. ), présentoient dans leur convalescence, d'ailleurs très-lente, la plupart des signes précurseurs du scorbut, dont le développement ultérieur n'a pu être empêché que par leur prompte sortie des hôpitaux, et par un régime tout à fait opposé à celui auquel ils étoient assujettis dans ces établissemens.

L'utilité de cette dernière observation seroit peut-être applicable à quelques maladies chirurgicales. Trop souvent les blessés sont astreints à une diète constamment sévère, et trop souvent ils lui doivent l'apparition de nouveaux accidens, ou au moins la lenteur de leur rétablissement. Une nourriture plus succulente, plus variée, un usage, en un mot, plus fréquemment interrompu et alterné des six choses non naturelles, pourroient offrir dans nos hôpitaux les heureux résultats dont nous sommes tous les jours témoins chez nos villageois, qui savent mieux résister et obvier aux efforts débilitans d'une abstinence soutenue, et à l'inconvénient d'une position trop long-temps la même (24), et au sujet de

*Application des principes précédens au traitement des maladies chirurgicales.*

--------

(24) Un jeune turc que nous avions à notre service ( en Egypte ), tombe de cheval et se fracture le tibia. Nous rétablissons et entretenons la coaptation des deux fragmens

laquelle il ne sera pas difficile de prouver qu'après une opération majeure de chirurgie, le repos absolu empêche la dispersion salutaire des forces vitales, et en favorise plutôt la concentration sur les parties qui viennent d'être irritées par le procédé opératoire (25). L'on trouveroit peut-être encore chez les historiens ou chez les poètes anciens, et notamment dans les érotiques d'*Achilles Tatius* (26), des remarques très-judicieuses sur le désa-

---

qui s'étoient légérement déplacés dans leur surface respective, à l'aide de légères éclisses, d'un bandage roulé, du repos et d'une position convenable du membre. Au bout de six jours, nous sommes forcés de quitter le grand Caire pour aller dans la Haute-Egypte. Nous renvoyons notre jeune blessé chez ses parens, en lui recommandant de ne faire quelques pas, chaque jour, qu'à l'aide d'une béquille. Revenus au bout de dix jours d'absence, nous retrouvons notre jeune malade tout-à-fait ingambe, quoique journellement il eût plus ou moins appuyé contre le sol du bout du pied de la jambe fracturée. Qui dira que nous avons été trop indulgens? Qui soutiendra qu'après l'opération de la cataracte il faille toujours faire coucher le malade, et le tenir dans son lit?

(25) Voyez notre dissertation sur l'utilité de l'exercitation du corps, etc. in-4. *Montpellier*, an X, p. 39.

(26) « Natura equidem, dit ce poète grec, ita refert, ut » cum alii morbi tum corporis vulnera noctu molestiora » sint, et quiescentibus nobis vehementiùs intendantur et » majores efficiant dolores; *quietem enim capientibus* » *membris, vulneri otium datur sœviendi.* » Editio Salmasii, Lugd. Batav. 1640, p. 20.

vantage auquel on expose un membre douloureux, quand on l'assujettit à une immobi-
lité soutenue.

Enfin, pour indiquer rapidement ce que
peuvent sur l'apparition et l'intensité du scorbut, les passions tristes dont sans doute on a
déjà soupçonné l'influence dans les prisonniers
anglais et turcs mentionnés plus haut, et dont
l'on parlera encore au chap. IX, il nous suffira peut-être, 1.º de rapporter qu'*Eugalenus*
pronostiquoit toujours avec assurance l'apparition du scorbut chez tous ceux qui, en
vivant grossièrement, demeuroient trop long-
temps plongés dans les chagrins (27) ; et que
la crainte et la terreur ont été la principale
cause de la dégénérescence scorbutique que
manifesta un septuagénaire dans la morsure
qu'il avoit reçue d'un chien enragé, et que l'on
traita en conséquence par les mercuriaux (28);
et 2.º de rendre applicable au scorbut ce
que nous pouvons dire de l'influence des
émotions de l'âme sur l'hypocondriacie qui,
par son siége, sa marche, et souvent par ses
effets consécutifs, a le plus d'analogie avec le
scorbut, — qui, aussi bien que cette dernière

Influence des passions sur le scorbut,

---

(27) Liber de scorbuto. —*Hoffmann*, suppl. II, pars I,
p. 511.

(28) Soc. roy. de méd. t. VI. Hist. p. 204.

maladie, paroît en général siéger et susciter quelquefois des lésions organiques dans les viscères abdominaux, — et dont enfin les progrès sont journellement dus à des passions *constamment* languissantes (29). Ce dernier effet d'un état *stationnaire* de l'âme, et qui est encore favorisé par un dérangement de la transpiration, dont on a vu l'altération contribuer également à la production du scorbut (voy. p. 31, 55 et 64), a été bien indiqué par *Sanctorius* (30), quand il dit : *Nunc hilares, nunc mæsti, nunc iracundi, nunc timidi, perspirationem magis salutarem habent quàm qui unico semper gaudeant affectu.*

En confirmation du parallèle établi en peu de mots entre le scorbut et l'hypocondriacie, nous ajouterons que *Fracassini* (31) conseille contre cette dernière, qu'il appelle en conséquence *scorbutique*, un traitement absolument opposé à l'état, à la constitution du corps malade. Il peut donc arriver des circonstances où il faille réveiller l'âme engourdie, et la faire sortir de son état d'apathie, d'uniformité et de langueur, pour pou-

---

(29) *Haller*, disput. etc. t. I, p. 455 ; t. V, p. 8.
(30) Aphorism. 502.
(31) Opusc. pathol. de hypochondriâ scorbuticâ, p. 378.

voir espérer des changemens favorables dans le physique des soldats et des marins. Le docteur *Blane* (32) nous apprend effectivement que dans le temps que l'escadre anglaise commandée par l'amiral *Mathews*, et croisant en 1782 devant Toulon, s'attendoit tous les jours à un engagement avec les escadres combinées de France et d'Espagne, il y eut une suspension générale des maladies, particulièrement du scorbut. N'a-t-on pas également vu des affections cachectiques et scorbutiques qui ravageoient des garnisons de places assiégées, s'arrêter et s'assoupir par l'effet de quelques promesses ou de quelques bonnes nouvelles, à l'occasion desquelles le courage des militaires se ranimoit (33)? Contre tous ces faits, il est vrai, l'on pourroit citer des cas où des personnes d'un caractère énergique et d'une fermeté inébranlable (34), ou d'une amabilité qui se fait à tout, etc., ont fort bien pu résister à un régime long, même mauvais, et constamment uniforme: tel fut celui auquel se soumirent volontairement les jeunes gens de la famille des rois de Juda, qui ne voulant point

Effets avantageux des passions agréables, et de la force d'ame.

----

(32) Observations on the diseases incident to seamen, etc. *London*, 1785.

(33) *Lind*, traité du scorbut, etc. Voy. aussi Biblioth. Germanique, t. IV, p. 290.

(34) Journ. de med. t. LXXIII, p. 341.

se nourrir de la table de *Nabuchodonosor*, se décidèrent à n'user pour alimens que d'eau et de légumes , malgré les représentations de leur gouverneur *Malasar*, qui craignoit que ce régime ne nuisît à leur santé, et dont cependant ils n'eurent pas à se plaindre (35) : tel fut aussi celui auquel le baron de *Trenck* fut astreint pendant onze mois, etc. Mais dans ces différens cas, et par une espèce de phénomène assez rare, le physique en quelque manière étoit *absolument* subordonné au moral, et ce dernier régloit et soutenoit le premier, ce qui n'est pas dans l'ordre accoutumé des choses; et ce n'est encore qu'en recourant à ces effets d'une secousse, ou d'une dominance du moral, qui peut survenir au milieu des circonstances presque toujours énervantes, que l'on peut expliquer pourquoi le scorbut n'a pas paru chez des marins qui y étoient disposés, mais chez lesquels cette même disposition a été subitement changée, ou intervertie, ou suspendue par la crainte d'un danger imminent et de durée, ainsi que par les efforts que leur position critique exigeoit d'eux pour s'y soustraire (36).

---

(35) Bibl. Sacrée , les Prophètes, chap. VIII.

(36) Voy. *Ferris* , de sanguinis putredine. Thes. med. Acad. Edinensi, t. IV, p. 512.

Quant aux fous, aux mélancoliques, aux fanatiques, aux anachorètes, etc., qui n'ont pas paru affectés du scorbut, malgré leur opiniâtreté déraisonnable à ne se nourrir que mal et de très-peu, l'on n'oubliera point que ces sujets doués d'une vie particulière, et qui nécessite peu de dépenses de leurs forces, peuvent soutenir beaucoup mieux et beaucoup plus long-temps l'effet d'un régime affoiblissant (37). — L'on pourroit enfin objecter encore que nos premiers pères ne se nourrissoient que de végétaux, sans cesser cependant de se porter aussi bien, et même mieux que nous : mais l'on répondroit que, nonobstant l'état de paix et de bien-être où se trouvoient les premiers hommes, les mêmes végétaux qui formoient leur seule nourriture, *varioient* d'autant plus par leur qualité intrinsèque, qu'ils étoient employés comme alimens dans leur état de crudité, et que la différence naturelle et particulière à chaque espèce, équivaloit pour le moins à celle que présentent nos alimens actuels tirés du règne végétal et du règne animal, mais ayant, les uns et les

---

(37) *Valli*, Saggio, etc. p. 91. Relativement aux Turcs qui se portent bien, quoiqu'ils gardent presque toujours le repos, voy. *Zimmermann*, Tr. de l'exp. t. III, p. 370 et 373.

autres, subi une coction, au moyen de laquelle ils semblent tous se rapprocher, se confondre, et perdre presque leurs caractères distinctifs.

D'après tout ce qui a été dit précédemment, l'on seroit porté, et même autorisé à penser que le régime le plus succulent, mais *nullement varié*, et poussé trop loin, finiroit par être préjudiciable. Du moins est-il plus que probable que les animaux eux-mêmes deviendroient malades s'ils ne se nourrissoient que de corps doux ; ils aiment aussi, dit M. *Darcet* (38), ce qui est un peu salé, comme ce qui a un goût vif et pénétrant. L'homme est, à cet égard, dans le même cas ( nous l'avons déjà dit ou fait entrevoir, p. 26 et 51 ) : il dépériroit s'il ne vivoit que de gelées de viande, ou de substances douces et sucrées. Cette idée est encore confirmée d'une manière positive par l'épreuve que plusieurs praticiens ont faite, au sujet du résultat tout à fait semblable des moyens curatifs du scorbut, tirés du règne animal et du règne végétal, en faisant attention toutefois que pour assurer le succès de l'emploi des unes et des autres substances, il ne falloit pas que les malades

----

(38) Gaz. de santé, 1785, n.º 15, p. 59.

eussent été antérieurement nourris de celles
qui devoient constituer le traitement; et c'est
ici le lieu d'ajouter que chacun des anti-scorbutiques offre toujours une efficacité relative
à l'*inassuétude* des sujets auxquels on l'administre. Nous avons été à même de faire cette
remarque chez les scorbutiques du premier et
du deuxième degré de l'hôpital n.º 2 d'Alexandrie, qui éprouvèrent un mieux être sensible, dès qu'on put leur donner de la tran-
quillité, du vin et quelques végétaux, dont ils
avoient été privés depuis quelques mois, et
chez qui ce changement avantageux parut
moins sensible, à mesure qu'ils s'habituèrent
à ce nouveau régime, de manière que leur
état finit par en devenir comme *stationnaire*.
Un pareil inconvénient seroit probablement
arrivé à l'équipage d'un des vaisseaux russes
employés à la découverte de l'Amérique ( lequel, après son naufrage sur une île déserte,
commença à voir diminuer le scorbut qui
l'affligeoit cruellement, par le seul usage de
la chair fraîche et de la graisse de différens
animaux amphibies ), si la saison ne lui eût
procuré un autre aliment, celui de la viande
de vaches marines, auquel les Russes donnè-
rent la préférence et durent la guérison de
tous leurs maux (39).

---

(39) *Macbride*, introd. méthod. à la prat. de la méd.
t. II, p. 502.

L'efficacité des
égétaux anti-
corbutiques est
ubordonnée au
égime précé-
ent.

Le désavantage d'un non changement de
régime a été même manifeste sur les animaux
qu'avoit embarqués le célèbre *Cook*, lesquels
n'ayant pû, comme les matelots, éprouver
une mutation dans leur nourriture, n'en
furent que plus susceptibles de prendre une
affection scorbutique (40). L'on peut donc
avancer que l'utilité et l'efficacité des végétaux
(employés le plus souvent dans cette cachexie)
ne sont dues qu'au régime précédent (41),
que l'on aura tenu sans interruption pendant
plusieurs mois ( v. p. 31, note 3 ); et nous pensons même qu'en supposant une pareille constance dans l'administration exclusive d'un régime végétal, il pourroit également survenir
des maladies pour lesquelles on ne trouveroit
de spécifique que dans la substitution d'un
régime animal, dût-on en venir à l'usage des
viandes boucanées et des poissons salés.
Cette conjecture semble au moins avoir été
partagée par plusieurs praticiens, entr'autres
par *Wilson*, qui reconnoît un scorbut *vé-*

---

(40) *Gianini*, mem. di med. t. I, p. 145.

(41) *Fordyce* donne à entendre que les acides végétaux
ne sont pas toujours anti-scorbutiques, et qu'ils ne paroissent agir comme tels que contre le scorbut qui attaque
les personnes obligées de se nourrir d'alimens salés ( Treatise on the digestion of food. *London*, 1791 ).

*gétal* (42) ; — par le docteur *Serrao* de Naples,
qui regarde l'*immutata qualitas victûs* comme
la première cause des maladies qui paroissent
nouvelles (43) ; — par *Sœmering*, qui attribue
des inconvéniens à un régime uniquement
végétal, quand auparavant on a été accoutumé à se nourrir de viandes (44), et qui en
outre avance formellement qu'un usage exclusif ou des viandes, ou des végétaux, donne
lieu à des affections morbides particulières,
que l'on ne peut combattre que par un régime
de vie opposé (45) ; — et par *Bergius*, qui dit
positivement que le scorbut des enfans, dont
les nourrices sont exclusivement soumises à
un régime constamment végétal, ne se combat
qu'en mettant ces mêmes nourrices à la nourriture animale (46) ; et ce fâcheux résultat
arrive particulièrement si on cesse quelque
précaution habituelle ( comme l'exercice, la
gaîté, les frictions, etc.), à l'aide de laquelle on
peut contre-balancer les mauvais effets d'une
diète trop végétale, etc. — Les ulcères qui survinrent aux pieds et aux mains du philosophe

---

(42) *Wilson*, influence of climate, etc. p. 196.
(43) Soc. roy. de méd. t. VII. Hist. p. 86.
(44) *Sœmering*, corporis humani fabrica, t. VI, p. 246.
(45) Ibid, p. 253.
(46) *Retz*, nouv. instruct. 1786, p. 425.

*Plotin*, dont le régime constamment végétal, finit par le faire tomber dans un état de débilité mortelle, parce qu'il avoit cessé depuis quelque temps de se faire frotter journellement le corps, comme c'étoit sa coutume depuis long-temps, ne tenoient-ils pas réellement à un scorbut végétal (47)?

urquoi la di-
e des végé-
x est la cause
lus fréquente
scorbut?

Voilà sans doute assez de raisons pratiques pour présumer, et même pour établir que le scorbut peut provenir d'un emploi outré, prolongé, des *seules* substances ou animales ou végétales; et si l'on voit quelquefois que cette maladie survienne plutôt par la disette des dernières que par le manque des premières, c'est que probablement par la disposition de nos organes digestifs, nous paroissons naturellement moins portés pour celles-ci que pour celles-là.

)es remèdes
) long-temps
ployés peu-
t aussi causer
corbut.

Ce que produit l'usage trop soutenu et trop régulier d'une même espèce d'alimens, quels qu'ils soient; des remèdes employés trop long-temps, trop uniformément et trop exclusivement, peuvent aussi le produire.

Le mode ordinaire d'agir des substances nourricières et médicamenteuses (qui au fond est exactement le même, puisque la douceur des unes et l'activité des autres ne dépendent

_______________

(47) Hist. de la chir. par *Peyrilhe*, t. II, p. 751.

que de leurs doses ou de leurs combinaisons ),
et sur-tout le résultat de l'excès d'un seul et
même médicament dans certaines maladies,
prouvent bien qu'il y a réellement entr'elles
une analogie d'effets décidée. —*Barbette* avoit
déjà observé, relativement aux maladies chirurgicales, que les topiques devoient être re-
nouvelés tous les deux, trois ou quatre jours
au plus tard : car, dit-il, quelque salutaires
qu'ils soient, la nature n'en peut souffrir une
application trop long-temps continuée (48);
mais cette remarque est peut-être plus à faire
pour les remèdes donnés intérieurement.

es anti-septiques alkalins, par exemple, trop
long-temps administrés, n'ont-ils pas donné
lieu à des affections hectiques, scorbutiques (49), etc.? — Le docteur *Leclerc* (5o) et
*oerhaave* (5·1) n'ont-ils pas encore vu plusieurs malades tomber dans le scorbut, pour
avoir fait un trop grand et un trop long emploi des pillules savonneuses qu'on leur avoit
prescrites contre la gravelle ou la goutte (52)?

---

(48) Prix de l'Acad. Roy. de chirurg. in-4. t. IV, p. 8ı5.
Journ. de méd. angl. 1785, 4.ᵉ partie, p. 164.

(49) *Milmann*, Del scorbuto, p. 134. Act. Haffn. an.
1671, observ. 113.

(5o) Hist. de l'homme malade, t. II, p. 274 et 349·

(51) *Boerhavii* epistolæ ad J. Bapt. *Bassand*, p. CCIV.

(52) *Huxham*, Essai sur les fièvres, p. 58.

—Le même inconvénient a été reproché au trop long usage du quinquina dans le rhumatisme et les fièvres intermittentes (53). — Les anti-syphillitiques donnés inconsidérément (54) ou toujours de la même manière, et sous l'influence d'une diète ordinairement et constamment débilitante ( ainsi que cela arrivoit dans les hôpitaux de Bicêtre de Paris, où les vénériens, soumis au même régime et prenant tous à peu près les mêmes remèdes, guérissoient bien lentement, et présentoient même souvent une dégénérescence défavorable de leur maladie ), n'ont-ils pas fréquemment l'inconvénient d'amener une altération dans les solides, absolument semblable à la scorbutique, et que l'on est obligé de combattre comme cette dernière ? Quelle conduite tient-on en effet dans le cas d'une salivation orageuse, dont *Girtanner* (55) a fait remarquer l'analogie avec le scorbut, ou de la gangrène d'un bubon vénérien dégénéré ? Instruit par l'observation, qu'une opiniâtreté dans l'emploi du mercure, à l'extérieur comme à l'intérieur,

_______________

(53) *Buchan*, Méd. domest. t. III, p. 173. *Van Swieten*, Comment. t. III, p. 599.

(54) *Bonafox de Malet*, De la phthisie pulmonaire, 1804, p. 267.

(55) Journ. de phys. t. XXXVII, p. 148.

ne fait que renforcer les accidens, on se trouve infiniment mieux de la suspension de l'usage de ce minéral, et sur-tout d'un bouleversement dans le régime du malade. Ainsi un changement de linge (56), l'air renouvelé, une manière de vivre plus restaurante, en un mot, la transition complète d'un traitement affoiblissant à un traitement stimulant, arrêtent seuls la désorganisation imminente ; et si les circonstances n'empêchent point, ou si elles demandent la reprise du mercure, on ne peut en espérer de bons effets qu'autant que l'on admet une variation dans ses préparations, dans ses doses, et même dans son usage gradué ou alterné avec d'autres remèdes (57). Ces diverses modifications

---

(56) *Cyrillo*, Osservazioni pratiche, etc. p. 56.

(57) Une disposition particulière du corps, qui entretient depuis long-temps une maladie quelconque, peut être détruite au moyen d'un régime extraordinaire et opposé à celui qu'on observoit habituellement, et conséquemment entraîner avec elle cette même affection morbide qu'elle produisoit ou maintenoit. Le pythagoricien *Porphyre* n'assure-t-il pas que plusieurs de ses amis se sont guéris d'une goutte ancienne par un changement absolu dans leurs occupations et dans leur manière de vivre ? Et tout récemment, le docteur *Salvadori* n'offre-t-il pas aux phthisiques des moyens sûrs de soulagement et même de guérison, en leur conseillant l'abandon du régime atténuant auquel on les assujettit trop souvent, et qu'il fait remplacer par l'usage des alimens restaurans et salés,

ont été employées avec avantage par *Theden*
et *Lœffer*, ainsi que par plusieurs autres médecins, et dernièrement par M. le professeur
*Brera*, qui nous assure être parvenu à arrêter dans l'espace d'une, de deux, de quatre
ou six heures, la salivation causée par les frictions mercurielles, en les cessant pour recourir à l'usage du mercure soluble de *Mos-
cati*, et avoir obtenu le même effet contre
le ptyalisme produit par cette dernière préparation hydrargirique, en revenant aux frictions (58). Le docteur *Dick* observant également que les engorgemens chroniques du foie
suivoient l'emploi long-temps continué du
mercure dans le traitement des maladies vénériennes, a eu recours, pour rompre cette
congestion, à l'application d'un cautère (59)

Emploi de moyens actifs pour rompre effet d'un traitement trop uniforme.

---

et des boissons aromatisées, concurremment avec l'exercice et les plaisirs de la campagne, etc.? *Salvadori*, del
morbo tisico, in-8. *Torino*, 1789.

(58) Commentari medici dei SS. *Brugnatelli* e *Brera*,
t. I, p. 73.

(59) *Asclépiade*, *Euryphon*, *Hippocrate*, *Celse*,
*Aëtius*, *Marc-Aurèle-Séverin*, *Fabrice* d'Acquapen-
dente, etc., *Glandorp*, *Lind*, *de la Bissière*, *Louis*,
*Pouteau*, *Caille*, *Comte*, *Park*, *Naudeau*, *Percy*, *Im-
bert de Lones*, etc., offrent dans leurs ouvrages une infinité de cas où la cautérisation des parties saines ou malades a été plus qu'utile; et c'est pour ajouter quelques
faits en faveur de ce moyen vulgairement employé chez

ou

ou d'un seton au côté malade, et le succès a surpassé ses espérances (60). Enfin *Richter* (61) nous prévient avec justesse que les ulcères vénériens, quoiqu'ils aient perdu leur caractère spécifique par le mercure, n'en deviennent quelquefois pas moins, et plus graves et plus rebelles, si l'on insiste trop sur ce remède : ils sont alors comme cachectiques, et ils ne peuvent être combattus que par le quinquina, l'acide du citron, etc. (62). Relativement à cet abus du mercure (63), les *Annales de littéra-*

*Dégénération de quelques symptômes vénériens par l'abus du mercure.*

---

les Chinois et les Africains, que 1.º nous dirons nous l'avoir appliqué sur le genou gauche pour une douleur sourde, opiniâtre, et que nous valurent des veilles prolongées, lors de nos premières études médicales ( en 1788 ), et sur la région de l'estomac, pour une anorexie habituelle, de mauvaises digestions journalières et un état de maigreur fatigante, à la suite de notre séjour en Egypte ; et 2.º que nous en avons obtenu des effets semblables chez une rentière et une ouvrière en soie, toutes deux attaquées d'anciens ulcères dartreux aux jambes ; et nous ne doutons presque pas que son application ( mais à temps ) sur l'épigastre de M. le docteur ....., qui est mort, il y a quelques années, d'une inflammation suppurée de l'estomac, et de M. le comte de ......, qui a succombé également à une phlegmasie du même organe, n'eût eu un pareil résultat.

*Cas où le cautère actuel a été utile, etc.*

(60) *Saunders*, Traité du foie, p. 157.

(61) Elementi di chirurgia, t. I, p. 470.

(62) Journ. de méd. t. LXXIV, p. 446.

(63) Journ. de méd. angl. 1786, p. 2.

*ture médicale étrangère* (64) se plaignent qu'il est très-familier en Angleterre pour différentes maladies, et que de temps en temps il donne lieu à une affection vraiment scorbutique, appelée *hydrargiria*, et dont l'impression paroît se porter sur la peau, où il s'établit une éruption et une efflorescence d'un rouge foncé, et même sur les poumons, de manière à causer une gêne dans la respiration, une douleur forte à la poitrine, et quelquefois un crachement de sang.

Le mercure ne détermine pas toujours le scorbut, qu'il peut même quelquefois combattre.

Il seroit peut-être convenable de mentionner ici qu'on a mal à propos regardé le mercure, comme favorisant d'une manière absolue la diathèse scorbutique : car si on l'a vu y donner lieu, ce n'a été qu'après son long usage (65) ;

---

(64) Tome XIV, p. 219. Dans le tome XVI, p. 53, il est encore avancé que quand le mercure ayant cessé de soulager, commence par exaspérer les ulcères vénériens, on se trouve bien du remplacement de ce remède par la teinture arsénicale de *Fowler*, que l'on quitte ensuite à propos pour le mercure, qui de nouveau opère en bien.

(65) Remarquons en passant que les moyens mêmes propres à combattre les mauvais effets du mercure trop long-temps administré, deviennent à leur tour nuisibles et funestes, si on les emploie avec excès. « *Un altro ma-*
» *latto*, dit *Cyrillo*, en parlant des suites désavantageuses
» de l'abus des mercuriaux, *sarebbe stato debitore della*
» *sua salute primà dei limoni, e poi dell' aceto, se non*
» *l' avesse portato all' acesso.* » Osservazioni pratiche intorno alla lue venerea, in-8. *Venezia*, 1786, p. 147.

( 83 )

et en le concevant doué d'une propriété excitante, et en cela, capable de stimuler ou la
peau ou l'estomac, ne pourroit-il pas être
utile, même dans un cas de scorbut confirmé,
ou dans toute autre espèce de scorbut, où les
urines ne seroient point *coagulables* (66) ?
Cette question ne paroît-elle pas résolue affir-
mativement par l'emploi avantageux du mercure dans le *frambœsia*, qui a tout l'air d'une
affection scorbutique, dont l'existence chez
des nègres, et dans un climat opposé au nôtre,
donneroit lieu à des symptômes un peu différens de ceux de notre scorbut (67)? La dame
dont parle M. *Andry* (68), âgée de 46 ans,
souffrant depuis deux années, se trouvant
dans un état de maigreur considérable, vo-
missant presque tous ses alimens, fatiguée
d'une fièvre lente, *ayant les gencives dans le
plus mauvais état*, etc., ne devroit-elle pas
être considérée comme atteinte d'un vrai
scorbut ? Et cependant, après l'usage infructueux des eaux de Vichi, des tisanes apéri-
tives, des anti-scorbutiques ordinaires, des
savonneux, etc., n'a-t-elle pas été guérie par
une potion mercurielle mucilagineuse et ano-

(66) Bibl. Brit. (sciences), t. LVII, p. 373.
(67) Dict. des sc. méd. t. XVI, p. 572.
(68) *Fourcroy*, Méd. éclairée, etc. t. I, p. 302.

dine, répétée trois fois en quinze jours, et qui a amené une salivation que la malade a supportée un mois, etc.? Au surplus, on n'a qu'à consulter les ouvrages de *Willis* (69), de R. *Lentilius* (70), les Mélanges des curieux de la nature (71), la Bibliothèque des écrits en médecine par *Manget* (72), et enfin les Dissertations de médecine-pratique du célèbre *Haller* (73), ainsi que les observations de *Becker* (74) et de plusieurs autres écrivains (75), et l'on sera obligé de convenir, en voyant le mercure employé efficacement contre le scorbut, que ce minéral n'y est pas directement nuisible.

D'où vient que le roob de Laffecteur peut combattre quelquefois la vérole ?

Pour terminer nos réflexions sur les maladies vénériennes, seroit-il hors de propos de conjecturer que peut-être le roob anti-syphilitique de *Laffecteur* doit son efficacité assez fréquente, autant à l'observance d'un régime plus que sévère, et le plus souvent bien diffé-

---

(69) De scorbuto, cap. ult.

(70) Miscell. pract. part. II, p. 560.

(71) Decad. 2, an. 3, observ. 173.

(72) Tome I, p. 535.

(73) Disput. ad morb. hist. pertin. etc. t. I, p. 426; t. VII, p. 132.

(74) Ann. de litt. méd. étr. t. XVI, p. 269.

(75) *Hoffmann*, t. IV, p. 385, 580. Collect. acad. part. étr. t. III, p. 624. Journ. de méd. t. LXXX, p. 73, 102, 216.

rent de celui que l'on a tenu jusqu'alors, qu'aux substances médicamenteuses qui entrent dans sa composition ; de manière que ce prétendu spécifique n'agiroit tout au plus que comme la méthode d'émaciation, d'épuisement, d'*exsiccation*, qui réussissoit assez bien à *Hutten*, dont tous les moyens anti-vénériens consistoient d'abord en une diète sévère, et dans l'usage abondant de la décoction du gayac, et ensuite en des fumigations chaudes et sèches dirigées sur tout le corps (76). Enfin, ne seroit-on pas autorisé, d'après ce qui a été dit ci-dessus, à regarder la salivation qui survient souvent dans les traitemens anti-vénériens, comme une espèce d'affection scorbutique ? Car, 1.º elle ne doit son existence qu'à l'impression vive, mais constamment la même des mercuriaux, à laquelle ainsi l'estomac s'accoutume bientôt ; 2.º elle arrive plus volontiers chez les sujets délicats, et dont le sang est peu riche, et sur-tout chez ceux qui ont déjà les viscères du bas-ventre dans un état d'atonie et de turgescence cachectique ; qui sont d'ailleurs en proie à des passions tristes, et soumis à un régime trop exténuant, et dont le traitement se fait par

> La salivation mercurielle est souvent une espèce de scorbut.

---

(76) *Haller*, Disput., etc., t. I, p. 298. *Hoffmann*, suppl. 2, pars I, p. 261.

les frictions mercurielles, et dans un hôpital ; et 3.º enfin, elle ne se combat que par des toniques, qui ne sont tels qu'autant que leur impression est différente de celle des autres moyens employés antérieurement. C'est encore à l'aide de ces remèdes stimulans, que l'on peut espérer de triompher des ulcères rebelles qui suivent quelquefois l'usage du mercure, auquel quelques-uns les attribuent (77), et que plusieurs médecins ont tort de regarder comme l'effet d'une diathèse mercurielle, ou d'une dégénération particulière à l'affection vénérienne.

La transition d'un remède à un autre prévient ou combat le scorbut, etc. Le changement plus ou moins absolu, et dans les remèdes et dans les six choses non naturelles, n'offre pas seulement des avantages dans la syphillis ( voy. plus haut ) : il en présente encore dans des cas où le quinquina, par exemple, administré en trop grande quantité et pendant un trop long espace de temps, donne quelquefois naissance à la cachexie scorbutique, de manière à se faire regarder par *Sydenham* et *Boerhaave* (78) comme cause de cet état morbide ( voy. page 78 ). Au reste, il est presque constant qu'une alternative dans l'emploi des remèdes, plus ou moins

---

(77) Journ. de méd. angl. t. III., p. 3.
(78) *Van Swieten*, Comment. t. III, p. 599.

différens, assure même l'efficacité de ceux
qui sont les mieux indiqués contre certaines
maladies (79). Du moins cette utilité de la
transition d'un moyen curatif à un autre,
agissant d'une manière opposée, est en quelque manière prouvée par le fait suivant, où
il est question d'une lésion locale. — « Un
» gonflement et une induration du prépuce,
» avec gonorrhée, résistent au traitement
» qui avoit combattu et dissipé ce dernier
» écoulement. M.ʳ St.... conseille des fo-
» mentations fréquentes avec l'eau froide....
» L'amendement très-sensible que ce moyen
» opère dans les vingt-quatre heures, cesse
» de faire des progrès au bout de ce temps....
» On a alors recours aux fomentations de lait
» chaud, qui ont le même effet que les pre-
» mières fomentations froides; et leur action
» s'étant également bornée à ce qu'elles ont
» produit dans les premières vingt-quatre
» heures de leur usage, on essaye de nou-
» veau les applications froides, qui agissent
» en effet comme la première fois; et à l'aide
» de l'emploi alterné, et des fomentations
» froides et des fomentations chaudes,
» M.ʳ St.... dissipe entièrement l'induration

---

(79) *Hoggart*, Della cynanche tonsillare. V. *Gianini*,
Mem. di med. t. II, p. 130.

» du prépuce (80).»—Nous avons nous-mêmes
traité un ulcère de mauvaise nature à la
jambe, et au sujet duquel nous avons remarqué qu'à chaque renouvellement de to-
pique il alloit toujours mieux, et que lorsque
nous nous bornions à la même application
pour quelques pansemens de suite, il ne paroissoit que bien peu tendre à la guérison.

---

(80) Bibliot. chir. de *Richter*, vol. VIII, part. I.

# CHAPITRE V.

## *Des différences du scorbut.*

Nous nous sommes un peu étendus sur les causes directes et indirectes du scorbut, dont nous avons dit en outre que la division en *alkalin* ou chaud, et en *acide* ou froid, nous paroissoit assez naturelle ; mais l'une et l'autre espèce présentent encore des différences suivant l'âge, le tempérament et les passions des malades, suivant la saison, le climat et le pays où ils vivent.

Quoique *Mertens* (1) ait observé que les enfans au-dessous de deux ans étoient à l'abri du scorbut qu'il a eu à traiter dans l'hôpital des orphelins de Moscow, et pendant l'hiver, il ne faut pas croire que les jeunes sujets en soient absolument exempts ; il est seulement à conclure qu'il falloit que ce scorbut épidémique dépendît des liqueurs spiritueuses qui font la boisson plus qu'ordinaire des Moscovites adultes, sans être toutefois celle des

Le scorbut ne doit pas se présenter chez les enfans ( dont il intéresse spécialement le système lymphatique) sous la même forme que chez les adultes, etc.

(1) Observ. med. t. II, p. 121.

enfans, lesquels peuvent ainsi présenter le
scorbut sous une toute autre forme que celui
des personnes plus âgées ; et cela ne doit
point paroître étonnant, puisque le système
dominant dans l'enfance n'est point celui qui
domine dans un âge plus avancé. En effet,
dans les premiers, c'est le système lymphatique (2) qui est le plus exposé à l'impression
scorbutique, dont l'effet doit en conséquence
différer de celui que la même cachexie opère
chez les adultes, où le système vasculaire en
doit souffrir la plus grande lésion ; et voilà la
raison de l'expansion passive des vaisseaux
sanguins du tube intestinal, de la bouche,
des gencives, et même de l'organe cutané de
ces derniers individus. Mais dans les sujets
qui sont dans l'âge viril, ou qui, quoique
jeunes encore, sont déjà dans un état cachectique, ce sont les vaisseaux blancs sérifères
qui doivent être le plus compromis, de manière que ces mêmes sujets, supposés scorbutiques, offriront plus volontiers des infiltrations, des hydropisies, etc. Ce n'est qu'en
considérant ainsi les choses que l'on peut
avouer et soutenir raisonnablement que le
scorbut, en tant qu'il est revêtu de ses formes
ordinaires, est plus familier aux hommes

_________________________

(2) *Zimmermann*, Tr. de l'expér. t. III, p, 32.

( 91 )

qu'aux femmes, dont le tissu cutané, plus
délicat et plus séreux, donne plus facilement
lieu à des pustules, à des affections lympha-
tico-séreuses, et même à d'autres maladies
analogues qui se compliquent encore de celles
de l'utérus, lesquelles ne peuvent qu'influer
sur le *facies* du scorbut du sexe, tandis qu'encore une fois l'effet de cette même cachexie
chez les hommes tombe sur le système vasculaire rouge veineux, qui est plus stimulé par
les passions qu'ils ont plus vives, et par leur
régime qui en général est plus excitant que
celui des femmes. Commençons donc par admettre et décrire le scorbut des enfans, quoique souvent la diversité des organes lésés et
des symptômes l'ait souvent fait désigner sous
d'autres noms, ainsi qu'on le verra plus loin.

Chez les enfans même à la mamelle (3), et
dans le premier stade du scorbut, on voit
d'abord survenir une salivation abondante,
glaireuse, par fois sanguinolente et de mauvaise odeur; leur visage se décolore (4); les
glandes maxillaires, buccales et labiales se
gonflent, et tendent à s'abcéder; la langue
s'épaissit, etc. : mais dans un âge un peu
plus avancé, le caractère du scorbut paroît

*Facies* du scor-<br>but chez les en-<br>fans.

----

(3) Journ. de méd. t. LXVI, p. 216.
(4) *Manget*, Bibl. script. med. t. IV, p. 513.

consister dans une foiblesse douloureuse des muscles de ces enfans, laquelle ne leur permet de se remuer que difficilement (5). L'habitude du corps n'est point, comme chez les adultes, couverte de taches; car l'on observe en plusieurs points de sa surface des tubercules durs et en forme de ganglions (6). Bientôt les dents de lait sont plus compromises; elles se carient, et après leur chute, il en pousse d'autres, blanches et belles, mais qui jaunissent bientôt, noircissent et se carient également. De plus, c'est sur le système mésentérique que le scorbut porte principalement son impression (7), sur-tout si on a accoutumé ces jeunes sujets à l'usage journalier de la bouillie (8). Ces jeunes malades deviennent décidément cacochymes, obstrués, leuco-flegmatiques, etc.; *Du millet.* et c'est alors que leurs gencives ont le plus de tendance à devenir sanguinolentes, et l'intérieur de leur bouche à présenter cette affection aphteuse que l'on appelle *millet* (9), dont la marche sera plus ou moins lente, suivant

---

(5) *Morand*, Opuscules de chirurgie, t. II, p. 258.

(6) *Puzoz*, Maladies des enfans, p. 300. *Sagar*, Syst. morbor. t. II, p. 237.

(7) *Conradi*, Anat. path. t. IV, part. I, p. 100. *Robert*, Traité de méd. t. II, p. 54, 336.

(8) *Zimmermann*, Tr. de l'exp. t. III, p. 32.

(9) *Retz*, Nouvelles instructives, 1786, p. 424.

que le caractère *acide* de l'enfant diminuera plus ou moins; ou, ce qui est la même chose, suivant que le jeune sujet se trouvera plus ou moins disposé à avoir le scorbut sous ses formes ordinaires (10). En général, sans de prompts secours, le mal empire; il survient insomnie; l'enflure du corps et la bouffissure des yeux peuvent alors passer; mais elles sont quelquefois remplacées par un bouton bleu-noirâtre qui paroît au visage ou au col, et qui en s'étendant, se montre sous la forme d'une gangrène scorbutique. Cette maladie, qui toutefois n'arrive aux enfans qu'après une longue fièvre intermittente, par exemple, est appelée *noma*, et on l'a combattue par le quinquina, auquel on n'avoit sans doute pas eu recours pour la maladie primitive (11).

C'est au printemps que les enfans entassés dans les hôpitaux de Paris ont eu fréquemment le scorbut, mais en général, sous le *facies* qu'on lui connoît. Les petites filles n'en avoient des symptômes qu'à la bouche, tandis que les jeunes garçons avoient presque tous les jambes malades (12). Au surplus, l'affection scorbutique des gencives et de la bouche

---

(10) Soc. roy. de méd. t. IX. Mém. p. 65.

(11) Collect. acad. part. étr. t. XI, p. 260.

(12) Journ. de méd. t. LIV, p. 85.

semble à cet âge affecter une forme encore différente, si ces jeunes sujets sont soumis à l'influence d'un mal de gorge populaire (13). La maladie épidémique qui régna, pendant l'hiver de l'an iv, parmi les enfans de la Charité de Lyon, nous paroît aussi avoir été un vrai scorbut, caractérisé par une foiblesse générale, le boursoufflement de l'organe cutané, le gonflement des gencives, et par les ulcérations de la bouche, dont l'intensité alloit en augmentant. Sans fièvre, sans oppression, sans insomnie, sans délire ni diarrhée pendant les huit premiers jours, ils ne devinrent fébricitans et ne prirent le flux de ventre qu'à la deuxième semaine. Dans cet état plus que pénible, ils conservoient l'exercice des fonctions cérébrales et l'appétit jusqu'à la mort, qui arrivoit sans convulsions et sans agonie; mais leurs cadavres se putréfioient bien vîte (14). En général, c'est lorsque le scorbut porte spécialement son impression sur la bouche des enfans, qu'il peut mériter l'une ou l'autre des dénominations que divers praticiens se sont plus à lui donner, et parmi lesquelles sont celles de *carcinome*, de *cancer aquaticus*, de *malum mortuum*, de *gangrène scorbutique*

---

(13) Journ. de méd. t. II, p. 262.
(14) Actes de la Soc. de méd. de Lyon, t. I, p. 11 et 13.

des gencives (15), etc. Enfin, pour preuve que les mêmes symptômes *formels* du scorbut varient suivant l'âge, nous ajouterons que l'on a vu des taches scorbutiques chez une femme donner beaucoup de sang, tandis que des ecchymoses semblables (en apparence) chez un enfant, n'en ont aucunement fourni (16).

Le scorbut n'agit pas sur les mêmes parties chez les vieillards ; car c'est sur leurs viscères abdominaux qu'il porte son impression. Aussi, ces sujets âgés éprouvent-ils alors et facilement des hémorrhoïdes sèches, de fausses pleurésies, l'hypocondrie, la dyssenterie (17), etc.; et quand cette maladie a pour caractère général des taches livides, c'est sur les extrémités inférieures qu'elles se montrent en plus grand nombre. Chez quelques-uns toutefois, le symptôme le plus fâcheux consiste dans l'affaissement des forces vitales, tandis que chez d'autres cette cachexie s'annonce par une diarrhée ténace et de mauvaise espèce (18). C'est encore sur le tube intestinal que s'exerce volontiers le scorbut des nègres, qui paroît souvent sous la forme d'une dyssenterie, que

*Chez les vieillards, le scorbut agit principalement sur le système abdominal.*

---

(15) *Girtanner*, Malattie de' bambini, t. I, p. 143.
(16) Comm. Lips. t. VII, p. 146.
(17) Journ. de méd. t. II, p. 262.
(18) Idem , t. LXXVII, p. 4.

l'on ne peut attaquer que par les anti-scorbutiques (19).

Modifications du scorbut, suivant le tempérament, le sexe, etc.

Le scorbut *alkalin* arrive plus facilement
et se montre avec plus de gravité chez les
personnes maigres, bilieuses et colériques,
pendant que les grasses et les flegmatiques
ont plus à craindre le scorbut *acide*, auquel
il a déjà été dit que l'enfance étoit la plus sujette, mais avec des symptômes un peu différens de ceux du scorbut également *acide* des
adultes. — Les femmes, plus promptes à
éprouver l'effet des agens débilitans, en sont,
il est vrai, plus disposées au scorbut ; mais,
par compensation, elles supportent mieux
cette maladie (20) ; et cet avantage leur vient
sans doute de ce que tous les mois elles
essuyent des secousses ou des modifications
dans leur système. — Les jeunes personnes
du sexe attaquées du scorbut, ont aisément
à se plaindre d'une affection morbide de leur
rate, pour peu qu'elles voient leurs règles diminuer (21), et si en même temps elles sont
soumises à l'influence d'une cause énervante
quelconque, par exemple, d'un défaut d'exercice, etc.

---

(19) Journ. de méd. t. XLVI, p. 220.
(20) *Waldschmidt*, Opera, etc. t. I, p. 133.
(21) *Mauget*, Bibl. script. med. t. II, p. 521.

Le

Le *formel* du scorbut varie pareillement suivant l'état de l'âme : car les personnes naturellement gaies, ou du moins qui ne sont en proie à l'ennui et à la mélancolie qu'accidentellement et par l'effet seul de leur maladie, ont leurs viscères abdominaux moins compromis que celles qui sont hypocondriaques naturellement et comme par caractère. C'est dans cette dernière classe de malades que doit être rangée cette femme dont il est question dans *Blasius* (22), et qu'un état de misère, de tristesse et d'inquiétude pour sa nombreuse famille jeta graduellement dans une lassitude spontanée et générale, et rendit sujette à la constipation et à un engorgement considérable de la rate.

Si l'on a observé que le même virus vénérien produisoit le plus souvent la gonorrhée en été, l'engorgement des testicules en automne, et des ulcères, des bubons et autres maladies cutanées en hiver, pourquoi n'admettroit-on pas la saison, le climat, la nourriture, etc., comme des causes extérieures propres à produire des modifications du scorbut ? *Hoch Stélérus* a remarqué que le stomacace étoit moins fréquent au printemps,

Modifications du scorbut, suivant le moral, etc.

— Suivant les saisons.

---

(22) Anatom. hominis et brutorum, in-4. 1673, p. 298.

que le scelotyrbé, parmi des orphelins, dont la nourriture principale étoit le laitage et la farine de bon froment (23). — Le scorbut des côtes maritimes, qui sont marécageuses, et où l'on ne vit en général que de poisson gras et puant, a pour principaux symptômes une certaine stupeur du corps, une œdématie pâteuse et comme putride de certaines parties, et des taches bleues et blanches en divers endroits; il est très-lent à se développer, et semble tenir de la *vitiligine* (24), ou même de la lèpre, tandis que le scorbut des marins embarqués, qui sont adonnés aux alimens salés et aux boissons spiritueuses, et qui en outre, au milieu des fatigues les plus soutenues et les plus multipliées, éprouvent fréquemment l'action des intempéries de l'air, se montre plus âcre, moins lent et moins tenace.

Modifications du scorbut, suivant le climat.

Généralement c'est pendant l'hiver, c'est dans les pays froids que règne particulièrement le scorbut, parce que la peau est plus exposée à des altérations morbides sous l'influence du froid qui dérange directement la transpiration. *Guillaume Brown* a cru devoir faire remarquer que dans le scorbut de 1788,

---

(23) *Horstius*, Opera, etc. t. II, p. 408.
(24) *Raymond*, De l'elephantiasis, p. 26 et 39.

qui fit beaucoup de ravages en Russie, les malades avoient constamment un assez bon estomac, et qu'ils mangeoient volontiers, même jusqu'au moment de mourir (25) ; mais la plupart des scorbutiques que nous avons traités à Alexandrie ( et en été ), étoient sans beaucoup d'appétit. Il est vrai que l'espèce d'alimens qu'on leur donnoit, et qui consis-toient principalement en bouillons et en viande de cheval ( du moins dans les derniers temps ) n'étoit pas propre à leur en exciter. Ces mêmes malades ne nous ont pas présenté leurs jambes, ni aussi souvent, ni autant en-gorgées ou infiltrées que quelques praticiens ont eu occasion de le voir chez les scorbuti-ques des contrées septentrionales.

Comme l'humidité froide est une des cir-constances les plus favorables à l'établisse-ment de la cachexie scorbutique, on a eu lieu d'observer encore que les printemps marqués par des pluies et des fraîcheurs, et que les automnes où par la même raison il y a peu de fruits (26), ainsi que ceux où règnent des fièvres intermittentes trop longues et trop long-temps traitées de la même manière,

---

(25) Bibliot. della litteratura la più recente, etc. t. II, p. 586.

(26) *Sydenham*, etc. t. II, p. 82 et 83.

abondèrent en affections scorbutiques, dont
l'intensité peut également varier suivant que
les malades respirent un air plus étouffé ou
plus renouvelé. Le docteur *Aaskow* (27) rapporte que les marins atteints du scorbut, et
qui occupoient la partie la plus enfoncée de
leurs vaisseaux, en étoient beaucoup plus
gravement affectés que ceux qui couchoient
près des écoutilles. Ainsi un air chaud et humide, un temps mou et pesant, peuvent faire
aggraver les symptômes du scorbut, et sur-
tout dans une rechute (28).

Modifications du scorbut, suivant la diversité de la nourriture. Enfin la diversité de nourriture influe tellement sur les symptômes du scorbut, que
celui des Anglais, qui vivent de beaucoup de
salaisons, est plus putride, et qu'il participe
plus de la corruption et de la dissolution des
humeurs; tandis que celui des Hollandais qui
mangent moins de poissons salés, mais plus
d'alimens farineux, paroît dépendre davantage de la viscosité et de l'épaississement des
fluides, et se terminer ou se compliquer plus
volontiers par les différens genres d'infiltrations et d'hydropisies (29).—N'est-ce pas encore
à la viande de mouton, à la cochonaille, aux

---

(27) Diarium, etc. p. 124.
(28) *Aaskow*, Diarium, etc. p. 123.
(29) Soc. roy. de méd. t. VII. Hist. p. 225, 274.

pâtisseries grossières, et au beurre dont les Hongrois font toute leur nourriture, qu'ils doivent une espèce singulière de scorbut qui leur est endémique, et qu'ils appellent *Tsoëmer* ( voy. le chapitre IX ) ?

De tout ce qui vient d'être dit sur les différences accidentelles du scorbut, il est à conclure que suivant le système le plus affoibli, suivant l'organe le plus disposé à recevoir l'impression des causes qui déterminent une affection, il est des scorbutiques qui sont attaqués du foie, d'autres de la rate, ceux-ci des extrémités, ceux-là des gencives, etc. ; mais que dans toute cette diversité de symptômes, c'est toujours par l'estomac que la maladie a commencé, tandis que la lésion des autres viscères est plutôt l'effet que la cause du scorbut (30) : aussi *Hoffmann* ( t. III, p. 372 ) dit-il fort bien : *deducendum est quòd digestionis et chylificationis officina, sub quâ ventriculum cum intestinis intelligimus, non rectè se habeat, sed valdè læsa sit.* Mais en admettant la conclusion ci-dessus , on est forcé d'avouer que notre cachexie ne consistant pas toujours et uniquement en ses symptômes ordinaires, et caractérisés par la lésion

______

(30) *Waldschmidt, etc.* t. II, p. 337.

des gencives, par les ecchymoses et autres désordres apparens, les anciens ont pu et dû la connoître; c'est ce qui fait le sujet du chapitre suivant.

# CHAPITRE VI.

## *Ancienneté du scorbut.*

L'AFFECTION scorbutique différeroit-elle d'une manière bien distincte de la plupart des autres maladies chroniques, et auroit-elle un *facies invariable*, de manière à ne pouvoir exister qu'avec les traits caractéristiques sous lesquels les modernes se sont décidés seulement à la reconnoître (1)? Ne pourroit-il pas au contraire arriver que le résultat de toutes les causes propres à produire le scorbut, s'exprimât, non pas toujours sur des parties *apparentes*, mais encore quelquefois sur des organes intérieurs, cachés, et dont les fonctions sécrétoires ou excrétoires deviendroient, d'après le concours de certaines circonstances, le centre sur lequel se dirigeroient et s'exerceroient les impressions nuisi-

Le scorbut peut n'exister qu'à l'intérieur.

----

(1) En supposant la négative, *Pringle* (Mal. des armées, t. II, p. 340) ne seroit pas absolument fondé dans les reproches qu'il fait à des écrivains du premier rang, d'avoir confondu différentes maladies sous le nom de scorbut.

Scorbut pul-
monaire.

bles de tous les agens débilitans ? C'est sans doute d'après cette dernière conjecture que *Wilson* (2) parle assez au long d'un scorbut des poumons ; que Joseph *Frank* (3) déclare que le scorbut entre pour beaucoup dans la phthisie pulmonaire, et même dans la simple toux, que l'on a combattue par les végétaux anti-scorbutiques, et que *Darwin* (4) admet également ce scorbut pulmonaire (5), tout en le considérant comme analogue au scorbut ordinaire des marins. Les observations qui suivent, me feroient adopter leur opinion.

On voit des femmes délicates, sédentaires, moroses, demeurant dans une habitation humide, ne vivant que de mauvais alimens, on voit, disons-nous, des femmes placées au milieu des causes les plus capables de produire le scorbut, se trouver affligées d'une

_______________

(2) Influence of climate, p. 211.

(3) Inst. clin. Wiln. an. 1, p. 90.

(4) Zoonomia, etc. traduz. ital. t. II, p. 181. — *Retz*, Nouv. instruct. 1788, p. 146.

(5) Il est aisé de voir que cette espèce de phthisie scorbutique diffère absolument de la phthisie pulmonaire, que *Beddoës* fait dépendre d'une surabondance d'oxigène, qu'il regarde en conséquence comme opposée au scorbut, dans lequel il y a défaut de ce principe, et que l'on pourroit ainsi combattre plutôt par la respiration du gaz azote que par celle du gaz oxigène. (Dict. des sc. méd. t. XVII, p. 498.)

médorrhée dont les symptômes alarmans ne peuvent être fructueusement combattus que par un changement radical de leur régime, et par l'usage des stimulans et de l'exercice, etc. —Nous avons eu nous-mêmes occasion de remarquer que des militaires et des marins, naguères dyssentériques, se trouvoient, lors de leur atteinte de l'épidémie scorbutique, en présenter moins de symptômes *apparens*, que d'*occultes* siégeant dans les intestins, où cette maladie donnoit lieu à un flux de sang *passif*, moins douloureux, plus hétérogène et plus matériel que celui dont ils avoient été précédemment tourmentés. Au surplus, si l'on se rappelle que nous établissons comme cause productrice du scorbut, l'*assuétude* des organes digestifs et des autres organes qui sont consensuels avec eux, à des stimulus trop constamment et trop uniformément les mêmes, on pourra penser que la dyssenterie dont fut atteinte l'armée des Perses (6), pour ne s'être nourrie que de végétaux, étoit encore une vraie affection scorbutique des intestins.—Un autre cas d'un scorbut interne et épidémique, et qui ne s'annonçoit au dehors que par un état cachectique du corps et par l'enflure des pieds, dont la disparition subite présagent la

Dyssenteries, ou cas de scorbut intestinal.

---

(6) *Hérodote*, lib. VIII, cap. 115.

mort, s'est souvent rencontré dans une armée campée sur le Rhin, près Dachsland, et dont les militaires, après s'être nourris pendant tout un été de poissons qu'avoit amenés dans les terres une grande inondation de ce fleuve, prirent en automne, et sous l'influence d'un temps froid et pluvieux, les fièvres tierces et quartes. De quatre cents soldats d'une seule légion qui en furent victimes, la plupart moururent en dormant ou en mangeant (7).

De ces différens faits il est peut-être à inférer, et sur-tout d'après les observations données par M. *Lombard* (8), que dans les scorbutiques décidés, l'état des viscères abdominaux est en raison inverse des lésions apparentes locales et cutanées; d'où enfin il est encore à présumer que le même flux intestinal qui régna exclusivement, et pendant la première année de navigation dans l'escadre de *Nassaw*, commandée par *Jacques l'Hermite*, et ensuite d'un abus dans l'usage des citrons, fut une affection tenant absolument au scorbut (9). Cette analogie d'ailleurs est d'autant plus probable, qu'on voit souvent des dyssenteries régner simultanément avec cette maladie, dont ainsi elles peuvent être regardées comme

---

(7) *Hoffmann*, suppl. II, pars 2.ª, p. 240.
(8) Dissert. sur les évacuans dans la cure des plaies, p. 119.
(9) *De Haën*, Rat. med. pars 8.ª, cap. IV.

symptômes (10); et c'est à ce sujet qu'il auroit été à désirer que M. *Cauley*, qui a donné la relation d'une dyssenterie dont furent affligées les troupes anglaises dans la Jamaïque, et pendant la guerre de 1783, se fût étendu sur le caractère de cette épidémie, qui attaquoit principalement les scorbutiques, et qui devint moins fréquente et moins funeste, lorsque le scorbut, que l'armée avoit contracté sur mer, commença à disparoître (11). Il y auroit donc une transmutation assez facile à admettre de la dyssenterie au scorbut, et *vice versâ*. Les médecins de Breslaw avoient déjà observé que si les symptômes scorbutiques n'étoient pas extérieurs, ou si les taches scorbutiques disparoissoient, il survenoit des accidens beaucoup plus graves (12). N'auroit-il donc pas été à souhaiter que M. le docteur *Desgenettes*, qui, comme ses collègues MM. les Inspecteurs-généraux du service de santé des armées, a su si bien mériter de l'humanité et de la médecine, eût noté si ce changement réciproque avoit eu lieu ou non, parmi les dyssentériques qui se trouvèrent si bien de la mutation de climat, et sans doute du régime

Transmutations<br>du scorbut, etc.

---

(10) *Villers*, Considérations sur le scorbut, p. 48.
(11) Journ. de méd. angl. 1786, p. 296.
(12) Hist. morb. Wratisl. p. 321.

que leur procura leur transport par mer, d'Egypte en France (13) ? Quant à nous, nous avons remarqué que si parmi les malades de l'armée d'Orient qui nous furent confiés depuis Alexandrie jusqu'à Marseille, les dyssentériques diminuoient d'un côté, même sous l'influence d'une humidité constante, et dans notre vaisseau-hôpital et dans l'atmosphère; d'un autre côté, les symptômes locaux et généraux du scorbut augmentoient. Tous prenoient alors un visage plus pâle, et quelques – uns présentoient des ecchymoses qui étoient subitement survenues. — Il n'y a pas au reste plus de distinction à faire entre le scorbut ordinaire et l'espèce de dyssenterie dont l'on vient de parler, qu'entre le scorbut vulgairement nommé *froid* ( *acide* ou *végétal* ), et le scorbut appelé *chaud* ( *alkalin* ou *animal*), qui n'a pas tous les signes ostensibles du premier, et dont l'impression se porte notamment sur les viscères de l'intérieur, et y détermine des tumeurs squirreuses, ou des engorgemens glanduleux, sans bouffissure extérieure, mais avec atrophie (14).

En outre, s'il est constant, ainsi que l'ont avancé plusieurs praticiens (15), et que nous

---

(13) Dict. des sc. méd. t. X, p. 325.
(14) *Cullen*, Méd. prat. t. II, p. 673.
(15) *Schlegel*, Ouvr. cité, p. 596, 659.

( 109 )

avons eu lieu de le confirmer, que le scorbut
survienne facilement et fréquemment à la
suite des fièvres intermittentes (16) et d'autres
maladies malignes, ou de longue durée (17),
ne pourroit-on pas soupçonner que les anciens qui n'avoient pas l'occasion de le voir
à la suite de longs voyages sur mer, et qui
ont pu ne le rencontrer que dans des sujets
isolés, et déjà affoiblis par une maladie antérieure à peine combattue, ont été induits à
ne le regarder que comme faisant une suite
ou une complication de cette première maladie, et à ne le désigner alors que sous le
nom du symptôme tiré de l'organe le plus
affecté? Ainsi, il ne seroit pas hors de toute
probabilité que le scorbut, dont, encore une
fois, on ne doit pas faire consister le caractère spécifique uniquement dans les altérations morbides cutanées ou dans celles de la
bouche, s'est peut-être plu à se manifester
aux yeux de nos ancêtres sous les formes du
*convolvulus sanguineus*, de l'*ileon* ou du *vol-*
*vulus hæmatites*, de l'*icterus niger* (v. p. 132),
du *lien magnum*, du *vitiligo nigra*, du *sto-*

---

(16) *Stoll*, Rat. med. *Ticini*, 1788, pars III, p. 3.

(17) Voy. *Lind*, Fièvres contagieuses, etc. Voy. encore
les ouvrages sur le scorbut par *Cookburn*, 1696, — par
*Kramer*, 1737, — par *Schlegel*, Ouvrage cité, etc.

*macace*, du *scelotyrbé*, de l'*oscedo*, du *gingi-
bracchium*, du *gingi-pedium*, de la *maladie
noire*, etc., suivant que l'ensemble des agens
affoiblissans portoit une impression maladive
sur les viscères abdominaux, ou sur les unes
ou les autres extrémités, sans ou avec lésion
des gencives. Ainsi, si nous avouons que les
anciens n'ont pas désigné le scorbut précisément sous le même nom qu'on lui donne aujourd'hui, il nous paroît en même temps bien
difficile de contester et de nier qu'ils ne l'aient
pas vu et connu. D'ailleurs, leur manière de
vivre qui étoit différente de la nôtre, devoit
nécessairement amener des nuances diverses
dans le *formel* du scorbut (18) ; conséquemment, pour prouver qu'*Hippocrate*, qui n'a
pu observer cette maladie que dans des contrées où l'air pur et les bonnes eaux favorisoient et entretenoient une libre transpiration, et qui ainsi n'a pu lui trouver le même
*facies* sous lequel on l'aperçoit chez les Sué-
dois, les Hollandais, et généralement chez
les marins qui ont navigué long-temps (19),
nous croyons devoir nous borner à renvoyer
à ce qu'ont dit à ce sujet différens auteurs (20):

---

(18) *Haller*, Disput. etc. t. VI, p. 189.
(19) *Hoffmann*, etc. t. VI, p. 204.
(20) Voy. *Sennert*, t. III, p. 504. — *Hoffmann*, t. III,

nous nous permettrons seulement d'ajouter qu'il nous semble que ce père de la médecine a voulu parler du scorbut que nous appelons *végétal*, quand il a fait mention d'un des symptômes fréquens et particuliers à une variété de cachexie scorbutique qui s'exerçoit spécialement sur les extrémités inférieures des hommes et des femmes de la Thrace, dont la nourriture constante étoit exclusivement des légumes (21). Nous allons encore plus loin, et nous demandons si l'on n'en trouveroit pas une autre description dans le

---

p. 396 ; et suppl. I, part. I, p. 458. — *Horstius*, tom. II, p. 385. — *Lanzoni*, Opera, etc. t. I, p. 232. — *Werlhof*, De variolis et anthracibus, præfat. ad lector., p. 4. — *Marsousky*, De scorbuto ( In dissert. med. ad morb. chron. pertin. ex *Stollii* prælect. curante *Eyerel*, t. I, p. 24 ). — *Richter*, Opusc. med. t. III, p. 110. — *Gruner*, De antiquitatibus morbor. p. 137. — Comment. Lips. t. XXXIX, p. 167. — Hist. de la chirurgie, par *Peyrilhe*, t. II, p. 244. — Histoire de la médecine et de la chirurgie, par *Black*, p. 221, etc.

(21) *Hippocrates*, lib. VI, de morb. vulgar. sect. II, §. II. — *Galenus*, De nat. hum. cap. 2, n.° 3. — *Horstius*, t. II, p. 388. — *Sydenham*, etc. t. II, p. 28. Remarquons en passant que le trait *d'Hippocrate* dont il est ici question, auroit bien dû éclairer M. *Poissonnier des Perrières*, sur l'inutilité et les inconvéniens qui doivent suivre le régime végétal *sec* auquel il vouloit assujettir les marins, et contre lequel l'expérience a parlé. ( Voy. Mém. sur le régime végétal des gens de mer, par M. *de Courcelles*, etc. )

troisième livre de ses épidémies, sous le titre de *Constitution pestilentielle*, qui s'est établie après une saison constamment pluvieuse et chaude, et qui s'est annoncée par des affections érésypélateuses et gangréneuses; — par des aphtes ulcérés à la bouche, des inflammations à la langue, des tumeurs, des dartres rongeantes; — par la *pourriture* de diverses parties, sans doute analogue aux différentes gangrènes scorbutiques dont *Detharding* a mentionné plusieurs cas qui ont été rebelles au quinquina, et qui ont eu un dénouement funeste (22); — par un état de constipation ou de dyssenterie; — par des douleurs d'entrailles; — par des déjections alvines crues, le tout avec la complication ou l'absence de la fièvre, etc.? Les malades ne supportoient pas l'usage des purgatifs; tous languissoient long-temps, et une grande partie mouroient des *maux d'entrailles:* la soif étoit en général très-naturelle,... les urines étoient abondantes, mais de mauvais caractère. Ceux chez qui la maladie se porta sur la poitrine, et qui *s'alitèrent*, moururent au printemps: les autres qui marchoient, se trouvèrent mieux vers l'été; mais à l'automne, ils se mirent au

---

(22) *Haller*, Disput. t. VI, p. 230, 233.

lit à leur tour; la plupart périrent de fièvre quarte, et quelques-uns traînèrent longtemps. Ainsi le printemps et l'automne furent les saisons les plus meurtrières, tandis que l'été vit l'épidémie s'adoucir par le grand changement qu'il produisit dans l'atmosphère.

L'on ne doit point juger de la constitution putride, pestilentielle ou scorbutique ( dont nous croyons qu'il est question dans le tableau pathologique qui vient d'être tracé ), seulement par l'histoire des malades qui termine ce troisième livre des épidémies. En effet, sur le grand nombre des sujets qui furent presque tous victimes de cette maladie régnante, il paroît qu'*Hippocrate* ne s'est attaché qu'à rapporter les cas de ceux chez qui elle a porté son impression sur des organes nobles, et déterminé ainsi des symptômes plus ou moins aigus, et suivis d'un dénouement funeste, lequel même quelquefois est demeuré long-temps à se décider, et a semblé alors se faire précéder par une espèce de décomposition analogue à la scorbutique. Du reste, le principal symptôme de cette épidémie, qui étoit un *mal*, un *travail*, une *douleur de ventre*, se présente peut-être dans notre scorbut ordinaire aussi souvent que celui qui se tire de la lésion de la bouche ; de manière que les Belges, les Saxons et les Hollandais ont été autant auto-

Origine des différentes dénomi-

risés à l'appeler *schorbock*, *scorbuck* ou *schuerbuyek* ( d'après l'affection abdominale), que les Danois à lui donner le nom de *schorbeck* ( d'après le mauvais état des gencives ). Une pareille diversité de dénominations avoit déjà eu lieu sous *Auguste* ; en sorte qu'il ne faut pas s'étonner de voir le scorbut appelé tantôt *stomacace*, et tantôt *scelotyrbe*, par *Pline* et *Strabon*, suivant que les malades avoient à se plaindre ou d'un mal de bouche, ou d'une foiblesse radicale dans les organes de la loco-motion, à la suite d'un usage excessif d'eaux crues et fraîches, et de fruits. Bref, nous serions enclins à prétendre que la réunion des étymologies de tous les termes dont nos ancêtres ont qualifié le scorbut, seroit l'équivalent d'une définition exacte de cette maladie, telle que nous la voyons aujourd'hui, dont *Galien* a peut-être encore voulu parler dans un long passage ( voy. *Sarcone*, t. I, note 10 ), et dont enfin il ne seroit peut-être pas encore bien difficile de présenter des traces dans cet état de maigreur du corps ( *macies corporis ex obsidione nata* ), que l'on acquiert facilement dans les longs siéges, où les gens auparavant gras, corpulens et robustes, deviennent décharnés, rugueux, ont les muscles peu inhérens aux os, qui ne se retrouvent encore recouverts que d'une très-

petite cuticule, et les membres sales, meur‑
tris et affoiblis (23).

Le scorbut n'est donc point une maladie nouvelle (24); et nous en sommes d'autant plus convaincus, qu'il ne nous seroit peut‑être pas impossible de faire remonter l'époque de l'apparition de cette maladie à celle de la cessation du déluge (25), avant lequel d'ail‑leurs la vie de l'homme étoit très-simple, et très-uniforme, il est vrai ; mais les alimens, quoique seulement tirés du règne végétal (26), varioient en espèces, et offroient ainsi une diversité d'autant plus sensible dans leurs pro‑priétés stimulantes, qu'ils étoient mangés la plupart dans leur état de crudité, ce qui

Le scorbut n'est point une ma‑ladie nouvelle.

---

(23) *Triller*, Opusc. med. t. 1, p. 555.

(24) Le scorbut seroit-il plus commun depuis la confec‑tion et l'usage du pain? Dans l'ancienne Rome, qui ignora long-temps l'art de le faire, on se servoit pour nourriture de bouillies, et autres alimens moins stimulans et de plus facile digestion que le pain. Voy. Gazette de santé, 1789, n.º 35.

(25) Sub eluvionem vis et vita hominum imminuta est; ad subsidium *imbecillitatis*, *carnes concessæ. Horatius Tursellinus*, historiæ sacræ et profanæ epitome. *Parisiis*, 1712, p. 3.

(26) Genèse, chap. I, v. 29. — Abrégé de l'hist. de l'an‑cien testament, avec des éclaircissemens et des réflexions, in-12. *Paris*, 1753, t. I, p. 123. — Hygieine lumine reve-lationis, etc., communicata, a *Joanne Samuele Carl. Haffniæ*, 1740, p. 71 ; 82.

Pourquoi il est à croire que le scorbut n'existoit pas avant le déluge?

faisoit que la différence naturelle et particulière à chaque espèce, équivaloit pour le moins à celle que présentent nos alimens actuels, fournis par le règne végétal et par le règne animal, mais ayant les uns et les autres subi une coction, au moyen de laquelle ils semblent se rapprocher, se confondre, et perdre pour ainsi dire leurs caractères distinctifs. En outre, le ciel presque toujours serein et d'une température douce, favorisoit la non apparition des maladies produites par une atmosphère humide : car Dieu n'avoit point encore fait pleuvoir (27).... Il en fut tout autrement après le déluge.... Dès-lors, l'humidité surabondante, et dans l'atmosphère et sur la terre, influa sur les hommes qu'elle affoiblit, et sur les végétaux dont elle tempéra et rapprocha les nuances, qu'ils offroient auparavant dans la combinaison de leurs principes, et conséquemment dans leurs vertus. Aussi fallut-il recourir à une nourriture basée sur des alimens, de nature et de qualités décidément tranchantes, et voilà sans doute ce qui fit que l'usage des viandes fut *permis* aux hommes après le déluge (28). C'est seulement

---

(27) Abrégé de l'hist. de l'ancien testament, t. I, p. 14.

(28) Genesis, cap. VIII, ℣. 3.—Il se trouve dans les *Acta helvetica phys. chim. botan. medica* (t. III, p. 169), une

depuis cet événement que l'on peut refuser à l'homme la faculté de pouvoir faire des végétaux seuls sa nourriture exclusive; à moins que de vouloir ne point ajouter foi à ce que nous a transmis l'écriture sacrée, en considération de laquelle l'on doit limiter l'opinion de *Buffon* (29), qui pense que la diète pythagoricienne n'a *jamais* eu lieu rigoureusement.

dissertation intéressante sur les changemens que notre économie animale a dû éprouver depuis le déluge.

(29) Hist. natur. nouv. édit. en 11 vol. gros in-8. 1804, t. III, p. 343, 348.

# CHAPITRE VII.

*Symptomatologie du scorbut.*

AVANT de parcourir successivement et rapidement le tableau des symptômes les plus saillans du scorbut, nous ferons observer, 1.º qu'en général l'ordre dans lequel ils paroissent, varie souvent : car lorsqu'une personne a été affoiblie par une fièvre ou par une autre maladie longue, les gencives sont presque toujours affectées les premières, et la lassitude accompagne constamment la première période de la maladie, au lieu que lorsqu'on est obligé de ne point faire d'exercice à cause d'une fracture, d'une contusion, d'une blessure, etc., c'est dans ces parties affoiblies que paroissent les premiers symptômes du scorbut (1); — 2.º que ces symptômes seront plus extérieurs chez les personnes qui auparavant auront été soumises à une vie active, tandis que cette même maladie affec-

______

(1) *Favart*, Dissertation inaugurale sur le scorbut, in-4. *Montpellier*, an VI, p. 6.

tera plus fréquemment de se présenter sous la forme de l'hypocondriacie et d'autres affections nerveuses, chez celles qui sont naturellement et depuis long-temps sédentaires, moroses, et fatiguées par les ennuis et les chagrins. C'est parmi ces derniers sujets que se rencontre plus volontiers le scorbut *constitutionnel* de *Leroy* (2). — 3.º Que dans un individu dont le système nerveux sera mobile, et chez lequel l'action nerveuse sera conséquemment prédominante sur celle des autres systèmes, une manière vicieuse de vivre plus ou moins long-temps soutenue, ne produira pas un scorbut caractérisé par les symptômes ordinaires d'une dissolution *humorale*, mais bien une affection *nerveuse* plus ou moins intense, plus ou moins générale, comme, par exemple, l'agitation clonique des membres, qui a lieu par l'usage un peu long de l'ivraie, du blé cornu, etc. (3) ; — et 4.º que c'est sur le soir et dans la nuit, que les symptômes les plus marqués du scorbut s'exaspèrent (4).

Le premier symptôme par lequel l'affection scorbutique s'annonce ordinairement, est une foiblesse de tout le corps ( voy. *Zimmermann*, Foiblesse générale.

<hr>

(2) Mél. de phys. et de méd. p. 287, 297, 300.
(3) *Hoffmann*, t. 3, p. 36.
(4) *Triller*, Opusc. med. t. III, p. 224.

tr. de l'exp. t. II, p. 180), qui donne à penser
que la paresse du malade le rend plus disposé
à cette maladie. Cette débilité se fait sentir
principalement sur le système musculaire, et
beaucoup moins sur le système des humeurs
dont le mouvement au contraire *paroît* augmenté (5), excepté toutefois celui du suc adi-
peux, dont le réceptacle ( le tissu cellulaire)
participe spécialement à la débilité des autres
viscères. Il y a donc essentiellement, dans le
principe même du scorbut, un défaut d'har-
monie entre les différens organes, et particulièrement entre l'abdomen et le système cutané.
Dans l'état de santé, le ventre, étant la plus
grande de toutes les cavités de l'économie animale, est chargé de la distribution du sec et
de l'humide, les envoie par-tout et les reçoit
de par-tout (6); mais dans la maladie dont
nous nous occupons, le système abdominal
qui est peu vivifié par des sucs mal ou peu
élaborés, communique son état de lésion à
l'organe cutané, qui à son tour influe également d'une manière défavorable sur le
ventre, dont elle renforce au moins secon-
dairement l'état morbide, lequel cependant

---

(5) Journ. de méd. t. LXXXVIII, p. 12. V. le chap. VIII
ci-après.

(6) Hippocrat. de reg. lib. I, §. 7.

ne nécessite pas encore l'anorexie : car l'appétit ne diminue ordinairement dans le scor--but que lorsqu'il se complique avec la fièvre putride, la dyssenterie, une forte diarrhée (7), etc.; et pendant tout le cours de cette cachexie, il est très-rare d'entendre les malades se plaindre d'indigestion. Ce privilége singulier, dont leur estomac ne cesse de jouir qu'environ une semaine avant la mort, tiendroit-il à ce que cet organe est doué d'une force vitale qui résiste la dernière, et qui même se fait sentir, après la cessation de la vie, sur ses propres membranes ?

Au milieu de ce dérangement dans les fonctions abdominales, les scorbutiques ont ordinairement le foie ou la rate d'un volume quelquefois assez augmenté pour y amener une désorganisation. L'état morbide du premier de ces organes existe principalement chez ceux qui sont robustes, bilieux, ou qui habitent un climat chaud; et s'il a lieu dans un climat froid et humide, ou chez des sujets jeunes, lymphatiques, écrouelleux, ce viscère présente une couleur moins brune, moins noirâtre; il est plutôt en quelque manière *blanchi*; la bile, à la sécrétion de laquelle il

*Affection du foie ou de la rate.*

_______

(7) Gazette salut. 1780, n.º XLIII. — Journ. de médec. t. LXXXVIII, p. 14.

coopère le plus, est épaisse, très-jaune et très-abondante; et c'est ici que l'on peut se demander si l'acescence et la viscosité des humeurs lymphatiques des enfans, des individus scrofuleux, etc., ne tiennent pas à cette surabondance de bile dans la vésicule du fiel, laquelle y peut devenir même très-âcre (Prix de l'ac. roy. de chir. t. III, p. 59-61 ) ? L'état dusecond de ces organes, qu'*Hoffmann* (8) regarde, sur-tout quand il est de longue durée, comme la cause efficiente du scorbut, se montre plus volontiers chez les penseurs, les mélancoliques et les hypocondriaques ; mais la lésion de l'un ou de l'autre est assez indistinctement accompagnée en général des gencives saigneuses et d'une haleine fétide; et si ces derniers symptômes n'ont pas lieu, ce qui est assez rare (car, dit *Hoffmann* (9), *est oris cavitas scorbuti velut campus Martius* ), ils sont remplacés ou par une éruption sanguine, ou par des ulcères de mauvaise nature aux jambes (10), qui peuvent encore s'œdématier, lorsque les parties situées au-dessous du foie et de la rate, sont le siége d'un organe, dont l'action, habituelle depuis quelque temps, en

*Affection des gencives.*

---

(8) Suppl. I, pars 1, p. 250. — Pars 2, p. 370.
(9) Suppl. II, pars 1, p. 600.
(10) Hist. morb. Wratisl, p. 322.

étend l'influence sur les autres, comme cela arrive aux femmes réglées et aux hommes hémorroïdaires. C'est dans cette occurrence que les scorbutiques peuvent ne présenter de symptômes de leur maladie que dans les parties inférieures (11), et n'espérer cependant de secours que des moyens curatifs que l'on emploîroit, si l'impression morbide se fût portée vers les parties supérieures, et eût produit des gencives mollasses, des dents gâtées, une haleine puante (12), etc.; symptômes qui d'ailleurs sont plus fréquens dans les pays froids, où le défaut de transpiration nécessite l'issue d'une plus grande quantité d'humeurs par les voies de la respiration, et de là, par la bouche que dans les pays chauds, où la perspiration cutanée est naturellement et proportionnellement plus grande que la pulmonaire (13), et diminue d'autant l'humidité de la bouche (v. plus loin). — A Alexandrie, la lésion des gencives a été beaucoup moins fréquente au commencement du scorbut, et elle ne s'y est le plus souvent manifestée

----

(11) *Skenkius* et *Wierus* ne sont donc pas fondés à penser qu'*Hippocrate* n'a point parlé du scorbut dans ce qu'il nous a laissé sur le *lien magnum*, parce qu'il n'a pas fait en même temps mention de l'affection des gencives.

(12) Journ. de méd. t. LXXV, p. 20, 40.

(13) *Wilson*, influence of climate; etc. p. 132.

qu'après l'apparition et l'établissement des douleurs ; et enfin, une fois établie, elle a fait des progrès rapides dans la deuxième et la troisième période de la maladie. Les gencives de la mâchoire inférieure nous ont paru, comme à *Stoll* (14), plus souvent, ou du moins plus gravement affectées. — Au surplus, cette affection putride des gencives, que *Macbride* fait dépendre de ce qu'elles sont continuellement en contact avec l'air, n'est, à notre avis, familière aux marins que parce que les alimens salés dont ils se nourrissent, et les liqueurs spiritueuses dont ils ne boivent que trop souvent, exercent leur impression première et spéciale sur ces parties, que nous avons vues également s'engorger et se trouver dans un état scorbutique chez des militaires qui étoient exposés la nuit et le jour à l'action vive et désagréable d'un air froid, sur le sommet des plus hautes montagnes des Alpes, et contre l'effet de laquelle la mastication ou la fumée du tabac, si fortement recommandée dans ces circonstances, nous a paru plus nuisible qu'utile.—Une dernière observation que nous nous permettrons au sujet de l'affection scorbutique des gencives, c'est que leur état maladif doit présenter quelque

---

(14) Rat. med. t. III, p. 3 ; t. IV, p. 58.

différence, suivant la diathèse morbide à laquelle peuvent participer les sujets. Ainsi,
les gencives des écrouelleux scorbutiques se
ressentiront de la mauvaise constitution du
tissu cellulaire ;... ainsi elles ne seront point,
dans ce cas, constamment rougeâtres, bouf-
fies, mollasses et saignantes, comme dans des
scorbuts ordinaires bien décidés ; elles seront
plutôt blafardes, calleuses, désséchées irré-
gulièrement, et racornies comme dans *certaines espèces de scorbut*, qui ne sont peut-
être quelquefois que des écrouelles dégéné-
rées. ( Prix de l'acad. roy. de chir. in-4. t. III,
p. 67. )

A mesure que le scorbut avance, dit *Macbride*, les malades sont *rarement* (15) exempts
de douleurs ; et en général c'est par elles
que celui que nous avons traité sur la côte
d'Egypte, a commencé de très-bonne heure ;
elles avoient d'abord lieu aux lombes, et elles

Douleurs scor-<br>butiques.

---

(15) Sans doute, dans l'exemplaire dont M. le docteur
*Petit-Radel* s'est servi pour traduire l'ouvrage de ce médecin anglais, ce passage est plus général qu'il n'est dans
celui de la première édition in-4. ( 1772 ), que j'ai sous les
yeux, et où on lit : *Scorbutic people, as the disease ad-
vances, are* sedlom *free from pains*, tandis que dans la
traduction française ( in-8., t. II, p. 498 ) il est seulement
et généralement dit qu'à *mesure que la maladie avance,
les scorbutiques ressentent des douleurs.*

s'étendoient ensuite aux extrémités inférieures
( parties que quelques médecins ont déjà rapporté être plus fréquemment prises de douleurs, dans le scorbut qui arrive au printemps).

L'apparition précoce de ce symptôme, qui
ne se trouve rangé par la plupart des auteurs,
que comme un des derniers de la première
période des constitutions scorbutiques, devroit-elle être attribuée aux fraîcheurs de la
nuit, qui dans cette partie de l'Afrique sont
très-grandes, relativement à la chaleur du
jour ? Quoi qu'il en soit, nous ne devons pas
omettre que dans la rechute que les malades
du vaisseau-hôpital anglais *the harmony*,
subirent au milieu de leur navigation ( voy.
chap. VI), et qu'ils durent sans doute autant à
la diminution des chaleurs, laquelle devenoit
de plus en plus sensible à mesure qu'ils approchoient des terres de l'Italie (16), qu'à la
cessation de l'influence salutaire d'un changement dans le régime, les mêmes douleurs
fréquentes et générales, ainsi que les grandes

---

(16) On avoit déjà vu que les croisières dans les mers
étroites et près des côtes, donnoient, toutes choses égales
d'ailleurs, plus de scorbutiques que lorsque les mêmes
vaisseaux étoient en pleine et haute mer. Cette différence
tient sans doute à une variation des vents qui, venant de
terre, sont humides, mous et relâchans. ( *Wilson*, ouvr.
cité, p. 201.)

contractions des muscles, furent assez rarement, ou assez tard suivies de l'affection fongueuse des gencives.

. L'atterrage doit-il donc plus ou moins nuire aux scorbutiques, suivant que leur maladie est ancienne, et particulièrement suivant qu'elle est *moins* accompagnée de symptômes extérieurs ? L'affirmative est rendue probable par le rapport que nous fait M. *Villers* (17) sur la *fatigue horrible* que les scorbutiques de la frégate la *Cybèle*, revenant en l'an V de Batavia, ressentirent aux approches de l'île de France, et sur les morts subites qui eurent lieu lors du débarquement de semblables malades de l'escadre du contre-amiral *Villeneuve*, en fructidor de l'an XIII, et au sujet duquel il est encore bon de dire que l'effet désavantageux de l'atterrage est plus ou moins grand, suivant que les scorbutiques seront plus ou moins sujets à la dyssenterie colliquative, et que le passage du chaud au froid, ou du froid au chaud, qui l'accompagne ordinairement, est plus ou moins tranchant (18). Nous ajouterons que le docteur *Henderson* avoit déjà trouvé que

Inconvéniens de l'atterrage pour les scorbutiques.

---

(17) Considérations sur le scorbut, p. 41, 45.

(18) *Lind*, an essay on diseases, etc. part. II, chap. I, sect. VIII, p. 197.

le retour dans les ports n'étoit pas toujours avantageux aux marins, parmi lesquels il avoit quelquefois observé que les scorbutiques s'en trouvoient spécialement plus mal. Il est vrai que ce médecin attribuoit ce sur-croît des maladies à l'intempérance, qui toutefois n'a pas existé chez ceux dont il a été parlé plus haut (19).

**Douleur de poitrine.**

La douleur de poitrine que *Mathews Guthrie* a remarquée chez les scorbutiques de Cronstadt (20), a pareillement fatigué ceux que nous avons soignés, et dont plusieurs même avoient la poitrine prise, et éprouvoient au moindre mouvement une respiration *crépitante*, dont le *bruissement stertoreux* sembloit venir du fond de cette cavité. Les malades étoient de temps à autre dans une alternative de calme et d'angoisse. Quelquefois, après avoir été plusieurs jours dans un état agonisant, ils sembloient renaître, et lors de cette transition, à laquelle l'on ne s'attendoit point, ils n'étoient pas les moins vivaces de la salle. Nous croyons nous rappeler que ce moment d'amélioration avoit été précédé ou d'une transpiration plus facile, ou d'un

(19) Gaz. de santé, 1785, p. 61.
(20) Gaz. salut. 1788, n.º XLIII. — Journ. de médec. t. LXXXVIII, p. 16.

dégorgement

dégorgement sanguin des gencives et autres
parties de la bouche. C'est sans doute de cette
manière qu'il faut concevoir et expliquer
l'utilité que *Willis*, *Lind* et *Leroy* ont attribuée aux hémorragies (légères) que les scorbutiques éprouvent par fois (21).

Selon le docteur *Michaelis*, ces malades ne
peuvent que difficilement respirer un air élastique (22), et alors ils se trouvent dans un
état d'asthme scorbutique ( *Commerc. littér.*
*Norimb.* 1736, p. 56). Cette altération dans
les fonctions pulmonaires tiendroit-elle à la
contraction spasmodique des intestins, qui se
fait, non-point suivant leur diamètre, mais
selon leur longueur (23), de manière qu'il en
résulte un tiraillement dont l'estomac se ressent principalement, et dont l'intensité ne
peut que s'augmenter dans l'acte respiratoire?
Mais la lésion de la poitrine ne se borne pas
toujours à ce symptôme douloureux : car si
les sujets qui se trouvent entourés d'agens
débilitans, ont cette partie naturellement et
habituellement malade, ou s'ils ne respirent
depuis quelque temps, qu'un air mou et impur, le scorbut s'exercera sur le système

Affections scor-<br>butiques de la<br>poitrine.

---

(21) *Valli*, Saggio, etc. p. 140.
(22) Comm. Lips. suppl. decad. 3, p. 709.
(23) *Sennert*, t. III, p. 318.

pulmonaire, où il pourra alors déterminer une phthisie scorbutique, lente et chronique, sans cependant s'accompagner invariablement d'affection des gencives (24). (Voy. p. 132.)

Lésions de la peau. L'organe le plus étroitement lié avec le système digestif, c'est la peau, qui en conséquence doit être très-souvent compromise dans le scorbut, lequel effectivement y présente journellement des altérations, soit dans sa couleur, soit dans sa densité, soit enfin dans l'intégrité de son organisation ; altérations qui à leur tour peuvent amener des maladies scorbutiformes, comme on l'a vu à la suite de l'endurcissement général de la peau et des parties charnues (25).

Ecchymoses. — Les taches scorbutiques qui n'intéressent pas seulement le tissu cellulaire, mais qui s'étendent encore jusqu'à la substance muscu-laire (26), — qui suivant quelque disposition *lo-cale*, sont si souvent suivies ou d'hémorragies nasales abondantes, ou de pertes utérines, etc. (*Huxham*, essai sur les fièvres, p. 49), — et dont le pronostic est sur-tout défavorable quand elles paroissent au visage, ce qui a lieu

---

(24) *Morton*, t. I, phtisiolog. p. 84.
(25) Journ. de méd. t. XIX, p. 49.
(26) Com. Lips. t. XXII, p. 347.

assez rarement (*Murray*), sont probablement dues à la foiblesse générale à laquelle participent les terminaisons des ramifications vasculaires, et qui empêchant plus ou moins le libre passage du sang des artérielles dans les veineuses, laisse ce fluide stagner et s'accumuler dans le tissu cellulaire, sur-tout dans celui des parties les moins exercées par l'action musculaire. Telles sont, 1.º celles qui sont naturellement lâches, comme le prépuce, que *Sennert* (27) a vu être chez un enfant la première partie où commencèrent à paroître des taches, qui, après quelques mois, se firent voir par tout le corps; et 2.º celles qui sont entre la peau et les os, ou qui sont comprimées par le poids du corps; et si cette stagnation sanguine s'établit dans les parties bien charnues, ce n'est que lorsque ces dernières sont dans un état de contraction, tel que les malades ne peuvent ou ne veulent pas se mouvoir pour ne point souffrir. C'est par l'effet d'une semblable rétraction spasmodique de l'articulation du genou que les Siciliens, atteints de l'épidémie cachectique qui régnoit au quinzième siècle dans Palerme, virent survenir de grandes taches livides et obscures sur cette partie qu'ils avoient en même temps dure,

---

(27) Tome III, p. 516.

sèche, engourdie, et même privée du sentiment (28). — Chez nos malades, les ecchymoses n'étoient pas le symptôme le plus fréquent de leur affection ; elles avoient principalement lieu à la partie antérieure et moyenne
des jambes, ou à la partie postérieure et inférieure de l'avant-bras ; quelquefois elles paroissoient recouvrir ou une induration cellulaire, ou une fausse exostose.

Ictères.    Chez les intempérans, le scorbut produit
quelquefois un ictère qui n'est susceptible
que d'un traitement palliatif, et qui pouvant
revenir même alors sous la forme d'un ictère
noir, donne lieu à une hémorragie nasale
mortelle (29). Cette transmutation, que les
anciens ont pu observer, est peut-être ce qui
les a engagés à désigner le scorbut sous le
nom d'*icterus niger* (30). ( Voy. p. 109 de cet
ouvrage ).

Ulcères.    La stagnation du sang, que nous venons
de dire être la cause des ecchymoses, etc.,
entraîne nécessairement la disposition de cette
humeur à ne plus éprouver l'influence salutaire des forces vitales, à s'altérer et à produire des ulcères sanieux. Ceux de nos ma-

---

(28) Soc. roy. de méd. t. I. Mém. p. 274.
(29) *Hoffmann*, t. II, p. 200.
(30) *Sennert*, t. III, p. 505.

lades dont ces solutions de continuité fournissoient une humeur assez abondante, étoient les moins abattus, et résistoient le plus aux progrès du scorbut. Ainsi, il ne doit point paroître étonnant de voir la dessication de ces ulcères qu'une fille mal réglée avoit aux jambes, être subitement suivie d'un embarras de la poitrine (31). Cette observation a quelque rapport avec celle d'*Hoffmann* (32), qui raconte que quand l'ulcère qu'un scorbutique avoit à la langue, fluoit beaucoup, les symptômes de la maladie diminuoient, tandis qu'ils s'aggravoient dès que l'application des balsamiques en tarissoit l'écoulement ( V. p. 128).

Nous n'avons pas souvent rencontré chez les malades que nous avons pu traiter du scorbut, ni *la chair de poule* ou *d'oie*, donnée par *Rouppe* comme signe pathognomonique de cette affection, ni les infiltrations séreuses que *Guthrie* a fréquemment remarquées chez les scorbutiques de Cronstadt (33). Cette différence dépendoit peut-être de la diversité du climat où les malades de ces deux médecins et les nôtres se trouvoient. Les derniers, plongés dans une atmos-

Eruptions de la peau.

---

(31) Journ. de méd. t. LXXV, p. 20.
(32) Tome IV, p. 385.
(33) Journ. de méd. t. LXXXVIII, p. 17.

phère échauffée, étoient en quelque manière
forcés à une transpiration continuelle, dont
l'habitude et l'abondance hâtoient défavorablement le terme de leur maladie. Au reste,
cette variété de symptômes ne doit pas plus
établir de différence dans leur nature ni dans
leur origine, que n'en font souvent admettre
la *miliaire* et les *aphtes*, qui effectivement
reconnoissent une cause commune, dont toutefois le résultat varie suivant les pays : car,
dans les septentrionaux, elle produit des
aphtes, et dans les méridionaux, elle cause
la miliaire (34). On se rendra encore raison
des différences symptomatiques du scorbut,
déterminées par le climat, en considérant
que les deux causes des affections scorbutiques de la bouche et de l'organe cutané se
rapportent l'une à l'autre, et que le déveclop-
pement de l'une des deux sur telle ou telle
partie, dépend de l'humidité dont cette partie
est abreuvée. Ainsi, dans les pays chauds,
où la transpiration est abondante, habituelle,
la peau est presque continuellement pénétrée
de la sueur, et offre de cette manière, ainsi
que les gencives (v. p. 124), un état d'humidité propre pour la production et le maintien
des symptômes scorbutiques cutanés.

---

(34) *Lepecq de la Cloture*, Epidémies, etc. t. I, p. 407.

Chez les vénériens, le scorbut a de la tendance à affecter les glandes, du moins dans
les temps et les pays chauds ( l'on a vu que
chez les enfans il en étoit de même, v. p. 90 );
aussi a-t-on remarqué que dans un été où la
diathèse scorbutique compliquoit les maladies
régnantes, sur dix vénériens, il y en avoit
huit qui présentoient des bubons ; de même,
les médecins voyageurs ont vu que chez les
Nègres et les Caraïbes, la tuméfaction indolente, mais élastique des testicules et des conduits spermatiques, étoit un signe (v. plus bas)
précurseur du scorbut (35).

N'ayant point vu les symptômes nerveux
insolites qu'ont observés quelques praticiens,
nous ne dirons rien du tremblement scorbutique de la langue dont il est parlé dans *Sydenham* (36), ni de l'éternuement périodique
que *Christ. Mich. Adolphe* (37) a rencontré
chez quelques scorbutiques. Il en a été de même
de la rétraction de l'ombilic que *Bordeu* (38)
mentionne, et qu'il attribue au refoulement du
diaphragme. Mais les douleurs et le ténesme,
dont quelques-uns de nos malades se plai-

Engorgemens
glanduleux chez
les scorbutiques
vénériens.

Symptômes in-
solites.

---

(35) Soc. roy. de méd. t. IV. Mém. p. 178.
(36) Tome II, p. 99.
(37) Ephem. germ. cent. V et VI, obs. 19.
(38) Mal. chron. p. 300. -*Robert,* Tr. de méd. t. II, p. 465.

gnoient de temps en temps, quand ils alloient à la selle, sur-tout dans le principe de leur indisposition, nous font penser que la rétraction de l'anus, dont parle le même auteur, ont alors pu avoir lieu (39).

Affection du moral.

Un bouleversement dans l'économie animale, tel que celui dont nous avons essayé de donner quelque idée, et dont on s'instruira encore mieux en relisant les chapitres relatifs aux causes et aux différences du scorbut, doit nécessairement influer sur notre moral. Cependant celui de la plupart de nos scorbutiques ne nous a pas offert une altération proportionnée à celle de leurs forces physiques : leur mort arrivoit presque sans agonie, et avoit quelquefois lieu lorsqu'ils se recouchoient, ou qu'ils se remuoient dans leur lit. *Brown* auroit-il regardé ce scorbut comme sthénique, parce que les facultés intellectuelles de ceux qui en étoient atteints, se trouvoient dans un état d'activité proportionnellement dominante (40)? (Voy. p. 144.)

Les symptômes dont l'on vient de s'occuper, se tirent de la lésion des solides; il s'agit maintenant de dire quelque chose sur l'altération des divers fluides qui nécessairement

---

(39) Voyez à ce sujet, p. 129.

(40) *Gianini*, mem. di med. t. I, p. 244.

doivent plus ou moins se ressentir de celle
des organes, dont la foiblesse fait que les humeurs en général des scorbutiques se montrent douées d'une glutinosité particulière.
( Voy. le chap. XIII.)

Le sang, dans le principe du scorbut, peut
paroître naturel, insipide et même couenneux
aux yeux de quelques observateurs, et alors
même que la salive est âcre. Car une humeur
particulière, sur-tout celle qui est excrétée
dans un point de la périphérie du corps, est
susceptible de devenir acrimonieuse et morbide, sans que pour cela le sang soit lui-
même altéré dans son ensemble (41). Ainsi le
docteur *Ferris* n'est pas trop fondé dans les
reproches qu'il fait au docteur *Lind*, d'avoir
admis l'intégrité du sang simultanément avec
une âcreté dans la salive, les sueurs, l'urine
(42), etc. — Dans le cours de la maladie, le
sang est noir, sa surface est verdâtre, et sa
sérosité est très-âcre (43). Au surplus, la glutinosité ou la ténacité du sang, qu'on a également observée dans différens cas de scorbut,
est plus ou moins manifeste, suivant que la
nature de cette affection est acide ou alkaline.

Altération du sang dans le scorbut.

---

(41) Georg. Gotl. *Richter*, Opusc. med. t. I, p. 165.
(42) Thesaur. med. acad. Edin. t. IV, p. 533.
(43) Mém. clin. sur les malad. vén. p. 41.

— A la troisième période, cette humeur est comme dissoute, sans mucosité, sans force et sans vertu; ses parties intégrantes sont mal élaborées, et se trouvent confondues (44); mais cette altération du sang, ce défaut de cohésion entre ses molécules, enfin cette moindre concrescibilité de sa masse, sont dus autant à la foiblesse des organes destinés à la préparer, qu'au chyle de mauvaise qualité qui s'y mêle (45). Généralement, l'on peut dire que la densité et la couleur du sang, ainsi que son aptitude à ne présenter aux muscles que des matériaux incapables de fournir de bonne fibrine (46), peuvent varier suivant l'époque du scorbut, suivant la nature acide ou alkaline des remèdes que les malades ont pris (47), et même suivant le climat : car dans le scorbut des pays et des temps froids, le sang (du moins le veineux) est plus consistant, et d'une couleur plus foncée (48).

Altération des sérosités excrétées.

Le goût salé que *Cullen* (49) admet dans la sérosité du sang des scorbutiques, l'efflo-

---

(44) *Bordeu*, Mal. chron. p. 300.
(45) Soc. roy. de méd. t. V. Mém. p. 300.
(46) *Broussais*, Exam. de la doct. méd. etc. p. 286.
(47) *Hoffmann*, Suppl. II, p. 30.
(48) An. de litt. méd. étr. t. XV, p. 127.
(49) Mat. med. (trad. ital.), t. III, p. 220.

rescence saline que le docteur *Hulme* dit s'établir à la surface de leurs corps, l'âcreté de la transpiration de leurs pieds, la fétidité de leur perspiration générale (50), nous paroissent venir moins d'une augmentation du principe salin dans leurs humeurs, que d'un vice dans la combinaison de tous les principes constitutifs de leurs fluides: ou bien, pourrions-nous avancer que ce vice de combinaison provient de la lésion de la digestion stomachale et cutanée, laquelle donne lieu à une surabondance relative d'une substance saline dans les excrétions de la peau ; tandis que les humeurs gastriques ne possédant pas assez de cette même substance saline, sont moins anti-septiques, et communiquent moins qu'à l'ordinaire leur anti-septicité aux parties contiguës qu'elles humectent plus ou moins, d'où s'en suivent une mauvaise haleine, la turgescence, la corruption des gencives, etc. etc. ?

La bouche étant très-souvent compromise Ptyalisme. et désorganisée, les vaisseaux absorbans de la salive doivent perdre de leur ton, et permettre quelquefois un ptyalisme que *Rouppe* a vu très-rebelle, chez ceux qui fumoient ou mâchoient du tabac : que l'on a vu encore empirer par les substances âcres et chaudes

_______________

(50) Ann. de litt. méd. étr. t. XVI, p. 260.

chez des personnes du sexe assez âgées, et
dont les symptômes scorbutiques déterminés
par un régime mauvais, mais long-temps
soutenu, et après en avoir observé un excellent auparavant, consistoient dans une suppression des règles, un état de langueur, des
douleurs aux jambes, un ptyalisme, des urines
noires, etc. (51)

*Etat des urines dans le scorbut, etc.* L'élaboration des urines doit en être également vicieuse; et en effet, elles sont ordi-
nairement irritantes, hautes en couleur, et
en petite quantité; elles déposent souvent
une matière briquetée, et quelquefois on voit
flotter à leur surface une légère pellicule saline (52). En général elles paroissent suppléer
aux sueurs, de manière que lorsque ces dernières ne sont pas fétides, les urines sont plus
boueuses et plus corrompues (53). Il est peut-
être encore vrai de dire que le sédiment fur-
furacé, blanchâtre d'une urine peu safrannée,
peu rouge, dénote un scorbut froid, chro-
nique; tandis qu'un pareil dépôt, mais d'une
urine haute en couleur, est particulier à un
scorbut chaud et alkalin (54).

C'est principalement à l'égard de l'urine

---

(51) *Haller*, Disput. t. 1, p. 457.
(52) Gaz. salut. 1771, n.° XXXVII.
(53) *Ferris*, Thes. med. acad. Edin. t. IV, p. 534.
(54) *De Haën*, Prælect. t. II, p. 354.

que le scorbut peut présenter des phénomènes
différens, suivant l'espèce d'animaux qui sont
atteints de cette maladie. Car naturellement
l'urine humaine est la plus putréfiable, et elle
renferme plus d'alkali volatil que l'urine de
la vache, qui abonde plus en sel alkali fixe.
Celle du cheval est encore plus pourvue d'alkali volatil, qui fait que digérée long-temps
au soleil, elle devient caustique (55). L'âge
même faisant varier la nature de l'urine dans
les animaux de la même espèce, l'on ne doit
pas s'attendre à voir le scorbut opérer la
même altération dans l'urine de l'enfant, qui
rougit le sirop de violettes et la teinture de
tournesol, que dans celle de l'adulte, qui
ne produit point le même effet sur ces substances (56). Enfin l'état de l'urine ne doit pas
être le même dans tous les temps du scorbut:
car *Hoffmann* (57) a bien remarqué que dans
cette maladie *confirmée*, l'urine est tellement
chargée, qu'une pinte a fourni par l'évapora-
tion jusqu'à 3 ou 4 onces de matière extrac-
tive et solide; ce qui donneroit à penser que
ce fluide a, dans le scorbut comme dans l'hydropisie, avec laquelle *Sydenham* et autres

---

(55) *De Haën*, Prælect. t. II, p. 366.
(56) Idem.
(57) *Hoffmann*, t. I, p. 379.

admettent une analogie, une disposition à la coagulabilité. Cependant le docteur *Odier* a vu plusieurs cas d'affections scorbutiques, même accompagnées d'œdème aux jambes, d'hémorragies et de gonflemens des gencives, où les urines n'étoient absolument point susceptibles de coagulation (58).

Les muscles ne paroissent pas toujours affoiblis et infiltrés, et cependant le scorbut n'en existe pas moins et n'en est pas moins signalé par les autres symptômes; comme cela arriva chez une femme dont toutes les parties charnues s'étoient desséchées, et dont l'affection scorbutique étoit caractérisée d'ailleurs par une anorexie, un état fébrile, le gonflement et la lividité des gencives, une haleine insupportable, des vomissemens très-fétides, un ptyalisme séroso-sanguin, etc. (59) Mais en général le scorbut semble, dans le marasme qui lui est propre, altérer plutôt les propriétés du tissu : la peau se flétrit, et les organes qu'elle recouvre deviennent mollasses, se laissent, plus promptement que dans les autres marasmes, gorger par l'exsudation asthénique (60).

Le relâchement ou le dessèchement, la désorganisation des parties molles et l'acri-

*Altération des os.*

<hr>

(58) Bibl. britan. (sciences), t. LVII, p. 166, 373.
(59) Journ. de méd. t. IX, p. 53.
(60) Dict. des sc. méd. t. II, p. 442.

monie de leurs fluides doivent nécessairement influer sur la texture des parties dures. Ainsi, tout comme on voit la cicatrice des plaies et des ulcères empêchée ou détruite dans le scorbut confirmé, de même il n'est pas rare de voir le cal des anciennes fractures se ramollir, les os également se carier, et devenir friables ( même chez les animaux, dont on a vu les membres se fracturer presque spontanément) par suite de mauvaise nourriture (61), par l'effet de l'altération des sucs digestifs, avec lesquels la matière, qui donne lieu à l'agglutination des diverses solutions de continuité, a sans doute beaucoup de rapports.

Dans son premier degré, le scorbut offre des lésions manifestes dans les capillaires sanguins de la peau et des membranes muqueuses, ainsi que dans les fibres musculaires (62). Le cœur y est compromis, car le pouls est sans consistance, et les malades ont de la peine à soutenir un exercice un peu fort, sans éprouver une disposition aux palpitations, à l'essoufflement, et aux symptômes particuliers à l'état d'anévrisme du cœur, qui s'établit quelquefois facilement chez les malades, même après leur guérison du scorbut.

---

(61) Journ. de médec. t. LXXVII, p. 147; t. LXXIX, p. 299.

(62) Voyez la table de cet Ouvrage, au mot *Sang*.

Cette foiblesse qui, au premier comme au deuxième degré du scorbut, réside principalement dans le système vasculaire et fibrillo-musculaire, n'est point aussi grande dans le système nerveux et dans plusieurs autres appareils organiques. C'est cette dernière circonstance où le mal n'existe que dans des organes du second ordre, qui fait que les nerfs n'agissant que sur des appareils vasculaires et musculeux mal conditionnés, ne donnent d'autre résultat qui puisse attester leur vigueur, que celui de leur action sur les viscères, de manière à laisser l'appétit se faire sentir, et les facultés intellectuelles s'exercer assez pleinement. La lenteur que mettent les nerfs à être lésés dans le scorbut, vient de ce qu'ils trouvent de quoi se nourrir dans les alimens même stimulans, qui ne conviennent point au parenchyme des muscles, lesquels n'éprouvant aucun effet avantageux des toniques, retirent quelque avantage d'un peu de bouillon frais, d'un peu de mucoso-sucré. Mais si à cette foiblesse des nerfs se joint la décomposition des tissus, alors la maladie sera plus intense, et marquée au coin de la plus grande adynamie (63).

Ici se termine le tableau succinct des

---

(63) *Broussais*, ouv. cité, p. 275, 284, 289, 291.

symptômes

symptômes du scorbut ( que le docteur *Mit-chill* de New-York attribue à ce que le sang est moins oxigéné et plus surchargé de car-bone ) (64), sur-tout de celui que nous avons vu et observé ; et nous croyons devoir d'autant plus nous y borner, que ce qui peut y manquer, se retrouve dans le cinquième chapitre, où nous nous sommes assez étendus sur les différences accidentelles de cette maladie, ainsi que dans les trois suivans, où il sera question des maladies sur lesquelles le scorbut exerce quelque influence, ou qui présentent avec lui quelque analogie ( voyez ci-après p. 163 ), ou enfin dont il peut par fois être compliqué. Nous pouvons donc terminer le présent chapitre en représentant que la marche du scorbut d'Alexandrie a été plus rapide chez ceux qui n'étoient pas déjà accoutumés au climat d'Egypte, comme chez les Anglais, qui en ont péri plus vîte que les Français. ( *Nitzch* avoit déjà fait à peu près la même remarque). En général, assez lent dans ses deux premiers degrés, il a affecté une marche beaucoup plus prompte dans le troisième, dont la rapidité a même surpassé celle que présente ordinairement, et à cette même

*Marche du scorbut d'Alexandrie.*

---

(64) Comment. med. dei SS. *Brugnatelli e Brera*, t. II, p. 146.

Partie du jour où les symptômes du scorbut peuvent s'exaspérer.

époque, le scorbut des climats froids. Nous dirons de plus que les malades en étoient peut-être plus volontiers éprouvés le matin, et cela est assez conforme à l'observation : car comme cette maladie se ressent toujours de la constitution régnante, elle offrira le plus souvent une exaspération *sérotine*, si, par exemple, il règne en même temps une fièvre dont le redoublement ou l'accès a lieu vers le soir. Cette augmentation de symptômes peut encore paroître au matin dans le scorbut qui arrive au printemps, ou chez des sujets jeunes. Cette remarque nous mène naturellement à parler de l'influence que cette cachexie a sur d'autres maladies.

# CHAPITRE VIII.

*De l'incompatibilité du scorbut avec quelques maladies.*

PENDANT la dominance de la constitution scorbutique d'Alexandrie, il n'est survenu aucun accident de peste dans cette ville, où cependant le foyer de ce terrible typhus subsiste d'ordinaire toute l'année. Le dernier pestiféré que nous avons traité dans le Lazareth de cette ville, et environ trois mois avant la capitulation de la garnison française, étoit une négresse au service d'un négociant Européen. Depuis cette malade, la peste quoique régnant dans Rosette ( à dix lieues d'Alexandrie ), et dans les camps anglais, a respecté les Alexandrins et nos troupes, de manière que tous les corps armés et tous nos valétudinaires ou malades ont pu s'embarquer pour la France, sans emporter sur eux aucun miasme pestilentiel. On peut donc être étonné d'apprendre par M. Larrey, chirurgien en chef de l'armée d'Orient (1),

> Le scorbut semble exclure la peste, la fièvre jaune, la petite vérole, et autres maladies contagieuses.

______________________________________

(1) A la convalescence décidée de la négresse dont il est

que le général Menou a été atteint de la peste
au moment de son embarquement. Mais
comme ce praticien ajoute qu'il *eut le bonheur de voir les phénomènes de la maladie,
ou les premiers accidens de la peste, s'affoi-
blir à mesure qu'on s'éloignoit du rivage étranger* (2), il est très-possible que contre sa pers-
picacité ordinaire, il ait pris, pour précurseurs
de la peste du Levant, des symptômes d'une
fièvre simple nerveuse ( ataxique ), à laquelle
les fatigues passées et sans nombre qu'avoit

---

ci-dessus question, nous quittâmes la direction du service
médical du Lazareth des pestiférés, et nous fûmes remplacés par M. *Frank.* Depuis ce moment , jusqu'à celui de
notre départ pour la France , nous voyions journellement
ce médecin instruit, dont une légère indisposition nous fit
de nouveau prendre, pour quelques jours ; le service de
santé du Lazareth.... Ainsi , s'il fût survenu , depuis l'époque précitée, quelque autre pestiféré, nous croyons *pouvoir
assurer* que nous aurions eu tout moyen d'en être instruits,
et tout motif de nous le rappeler , etc. Quelque pénible
qu'il soit pour nous d'émettre ici une assertion un peu contradictoire à celle de M. Larrey, nous nous plaisons à croire
que , d'après la connoissance qu'il a de notre franchise, ce
chirurgien en chef se persuadera volontiers que l'amour
de la vérité ( qui n'exclut pas toujours l'erreur ) , nous a
portés seul à mettre un instant de côté la déférence que nous
devons à ses lumières , et qu'une diversité légère d'idées
ne diminuera rien de notre plaisir et de notre zèle à cul-
tiver l'amitié dont il nous a honorés depuis long-temps.

(2) Décade philosophique , littéraire, etc., an XII,
n.° 26 , p. 461.

essuyées M. le général Ménou, et les chagrins dévorans que lui avoient dû nécessairement causer l'éloignement de quelques-uns
de ses généraux, ainsi que le mauvais succès
de ses opérations militaires, l'avoient d'ailleurs naturellement disposé.

Ce que nous venons de dire au sujet de
l'isolement de la peste d'avec le scorbut, a
déjà été mentionné, 1.º par *Hoffmann* (3),
qui s'énonce ainsi : *Constat eos qui ulcera
chronica et scorbutum in artubus gestârunt,
a peste et aliis morbis contagiosis fuisse im-
munes ;* et 2.º par le docteur *Minderer*, à
l'occasion de celle qui régna en 1770 parmi
les troupes russes cantonnées à Ismaïl, et
qui disparut vers la lune du mois de mars,
pour faire place au scorbut (4).

Au reste, ce qui est arrivé aux scorbutiques d'Alexandrie pour la peste, paroît pouvoir se rencontrer parmi ceux de l'Amérique,
relativement à la fièvre jaune. Du moins cette
incompatibilité a été observée chez les nègres
par le docteur *Pugnet* (5). — *Sœlling* (6) fait

---

(3) Tome II, p. 95.

(4) Bibl. della più recente, etc. t. II, pars I, p. 135. —
Journ. de méd. t. XC, p. 114.

(5) Observ. sur les fièvres malignes, etc. p. 346.

(6) *Brera*, Silloge, etc. t. IV, p. 239.

encore remarquer que les scorbutiques sont
les moins sujets à la fièvre des prisons , et
qu'ils lui résistent plus long-temps. —Enfin les
médecins de Paris eurent aussi lieu de noter
que pendant que le scorbut faisoit en 1780
des ravages dans divers hôpitaux de cette
capitale , la petite vérole étoit si rare , que
pas un des docteurs, présens dans l'assemblée
du *prima mensis* du mois de mai , n'avoit à
traiter aucun malade varioleux à cette époque , pas même à l'Hôtel-Dieu , tandis que
cette même éruption variolique régnoit alors
dans les environs de Paris (7).

Ce que dit *Rouppe* au sujet d'une synoque
putride contagieuse *qui attaqua des scorbutiques*, pourroit bien être contraire à ce que
nous venons de mettre en avant; mais il fau-
droit savoir si ces malades n'étoient point
convalescens : car il parle des symptômes
scorbutiques dont ces nouveaux fiévreux *ont
été* (8), et non point dont ils étoient *actuellement* attaqués; et ainsi ils rentréroient dans
la classe des malades dont il va être parlé plus

---

(7) Journ. de méd. t. LIV, p. 86.

(8) Iis, *antequàm* febre corripiebantur, tumefactæ et
leviter exulceratæ *fuerunt* gingivæ; halitus *fetuit*, hi ma-
culas rubras et sublividas *habuerunt* in cruribus, etc. (De
morb. navig. p. 262).

bas ( voy. p. 154 ), et parmi lesquels on rangera encore les marins qui, après avoir échappé au scorbut, n'en furent pas moins pris de la dyssenterie, de la fièvre jaune (9) ou de la fièvre putride épidémique (10).

D'après cet assoupissement de la peste, pendant que le scorbut faisoit des ravages dans nos hôpitaux et dans la ville d'Alexandrie, ne doit-on pas rejeter l'espèce de peste que *Sagar* (11) appelle *scorbutique*, ainsi que l'assertion de *Lorry*, qui prétend que les maladies chroniques prédisposent davantage à la contagion (12), et ne doit-on pas au moins soupçonner que le typhus pestilentiel est d'une nature opposée à celle du scorbut? Ce doute s'est presque changé en certitude pour nous, depuis que nous avons observé qu'aucun scorbutique n'a pris la peste, et que nous avons vu, au contraire, des pestiférés convalescens, assujettis pendant très-long-temps à une même nourriture, à une vie constamment et forcément sédentaire et oisive, etc., contracter le scorbut, et en périr généralement



---

(9) *Lind*, An essay, etc. p. 129.

(10) *Aaskow*, Diarii, etc. an. I, p. 17, 71.

(11) Systema morb. t. I, p. 287.

(12) De morbor, conversionibus, etc. p. 167. Voy. à ce sujet notre ouvrage imprimé en 1809 : *De ætiologia contagii*, etc. p. 127, 129, 136.

tous après avoir langui des mois entiers, et beaucoup plus long-temps que les scorbutiques ordinaires. Ces infortunés n'avoient presque point les gencives affectées : seulement pour symptôme *local et apparent*, ils offroient ordinairement des ecchymoses larges sur le siége et les parties adjacentes de leur bubon, lequel après avoir supuré dans un seul point, finissoit par ne subir aucune résolution et ne présenter qu'une dureté squirreuse et indolente. Parmi eux, s'est trouvé un sergent dont le bubon eut son abscession suivie d'ulcérations gangreneuses, absolument semblables à celles qu'offre quelquefois dans les hôpitaux un bubon vénérien dégénéré. De temps en temps on parvenoit à arrêter les progrès de la pourriture ; mais celle-ci reprenoit bientôt le dessus, s'étendoit dans toute la longueur du pli de l'aîne, et même intéressoit presque toute l'épaisseur des parois abdominales voisines.

Une des différences essentielles qui existent entre la peste et le scorbut, se tire de l'établissement et de la marche de la foiblesse qui existe dans l'une et l'autre maladie : car dans la peste, elle commence par la surface du corps ; et dans le scorbut, c'est à la suite de la lésion des viscères les plus intérieurs, et surtout de ceux du bas-ventre, que la débilité générale survient.... Dans la peste, les indications curatives doivent tendre à rétablir l'organe cutané dans ses fonctions.... Dans le scorbut, il faut principalement diriger les moyens de traitement vers les organes digestifs (13). — Quant à la lenteur des symptômes du scorbut et au défaut de contagion de cette maladie ( circonstances qui seules suffiroient pour établir une différence essentielle entre les deux maladies, voy. p. 155 ), nous croyons devoir les faire dépendre de ce que les premières voies étant dans une asthénie décidée, ne peuvent plus suffisamment réagir : car si leur énergie s'exerçoit d'une manière sensible, ou elle feroit disparoître l'état de cachexie dans lequel le corps se trouve, ou bien elle ajouteroit à la désorganisation des solides et à l'altération des fluides, et dans ce dernier cas on auroit une vraie affection putride. D'ailleurs cette dernière dégénérescence gastrique a même facilement lieu chez les scorbutiques convalescens ( voyez p. 150 ), c'est-

---

(13) Ces différentes assertions pathologiques et thérapeutiques ont sans doute besoin de preuves... Aussi, tâcherons-nous de les donner dans un mémoire sur les maladies contagieuses, dont la partie œtiologique, communiquée dans le temps au collége royal de médecine de Berlin, a été imprimée en 1809 sous le titre *De Œtiologiâ contagii*, etc. in-8. *Lugduni*, etc.

à-dire, dans ceux où les forces digestives commencent à se rétablir. Aussi a-t-on observé que ces convalescens étoient très-sujets aux fièvres bilieuses des pays chauds (14). La raison de cette disposition aux pyrexies bilieuses de ces climats, de la part de ceux qui viennent d'être délivrés du scorbut, est peut-être que l'action des agens extérieurs, comme de l'humidité, de la fraîcheur des nuits, etc. ne se limite pas à l'organe cutané, où elle ne produiroit que de simples affections catarrhales, rhumatismales, etc., si elle s'y bornoit, mais s'étend encore aux organes digestifs, dont la vitalité, excitée et favorisée par les anti-scorbutiques précédemment pris, se trouve ainsi à même d'être actuellement modifiée et altérée par ce qui peut l'affecter directement ou indirectement.

Ce qui vient d'être dit suffira probablement pour faire voir, ou au moins douter, que le cas de vomissement *scorbutique* rapporté par J. P. *Frank* (15) est moins la forme d'un vrai scorbut, que l'effet de l'impression d'une fièvre ataxique, et encore plus de celle des remèdes sur l'estomac, etc. —Si, encore une fois, ce que

---

(14) Med. obs. and inquiries, vol. IV, cap. XII. —Journ. de méd. t. XXXVII, p. 195.
(15) Epitome, etc. t. VII, p. 58.

nous venons d'avancer ne suffisoit pas pour prouver la dissemblance du scorbut d'avec les pyrexies continues et contagieuses, et même d'avec les fièvres putrides ou adynamiques (16), malgré l'autorité des écrivains qui n'admettent point de différence essentielle entre notre cachexie et ces fièvres, nous pourrions encore nous étayer de l'opinion de *Becher* (17), qui assure positivement que le scorbut et la fièvre putride sont d'une nature opposée, et de celle de *Wedekind* (18), qui dit, concernant la première maladie, *sensim sensimque vires in hoc morbo decrescunt, indèque imminuitur ad febrim dispositio*. Ainsi, quoique quelquefois on ait vu le scorbut régner simultanément avec les fièvres adynamiques (19), toujours faut-il convenir ( que l'on nous pardonne une répétition ) que ses causes sont moins énergiques, que sa marche est plus lente, qu'il s'accompagne constamment de douleurs articulaires, et sur-tout

---

(16) Voyez page 36 de cet ouvrage, note 11.

(17) Ann. de litt. méd. étr. t. XVI, p. 259.

(18) *Wedekind*, p. 131. — *Bordeu* a-t-il donc bien raison de dire que le scorbut présente une agitation vitale ? Mal. chron. p. 436. Voyez page 45.

(19) *Colombier*, Méd. mil. — *Lorry*, De morb. convers. page 65.

que les fièvres putrides en diffèrent par leur
propriété contagieuse, qui ne leur vient probablement que de leur type fébrile continu,
auquel le scorbut ne participe pas.

# CHAPITRE IX.

*Maladies qui ont des analogies marquées avec
le scorbut.*

----

Malgré la distinction précédemment établie
entre le scorbut et les fièvres continues contagieuses, etc., il peut se rencontrer d'autres
pyrexies, mais rémittentes ou périodiques, à
l'établissement desquelles la première maladie
peut au moins disposer; et déjà il a été dit
( page 64 ) que des fièvres longues et autres
affections lentes, comme des lésions chroniques de l'estomac, du pylore, etc., dont le
long et le seul traitement par un régime atténuant, par des moyens émolliens, affoiblissans, etc., laisse à la fin survenir des vomissemens habituels, un ptyalisme fétide, des
gencives saignantes, etc. (1), ont été souvent
compliquées ou suivies du scorbut; et c'est
de cette combinaison ou de cette succession
que plusieurs auteurs sont partis pour lui reconnoître quelque analogie avec la fièvre

Analogie du scorbut avec la fièvre muqueuse

----

(1) Dict. des sciences méd. t. XXI, p. 382.

muqueuse (2) et avec les fièvres intermittentes, opiniâtres et anciennes, qui tiennent
effectivement au scorbut, du moins quant
aux causes (3) et au mode de traitement et
de terminaison ; car on en a vu ne finir que
dans l'été, et qu'après l'usage d'alimens extraordinaires, comme d'anchois salés, etc. (4).
Combien encore de ces pyrexies intermittentes où les humeurs présentent la même altération que dans le scorbut, où les urines,
par exemple, sont semblables à celles que
rendent les personnes qui ont la dernière maladie à un certain degré, et où seulement la
foiblesse est plus grande (5) ?

*Analogie du scorbut avec le pourpre.* *Hoffmann* a été jusqu'à rencontrer le scorbut sous la forme de pourpre chronique, qui
se montre quelquefois 1.º après l'accouchement
chez les femmes riches, mais vivant dans la
mollesse et le repos, et ne se nourrissant que
de choses légères, comme de farineux, de
fruits, de sucreries, etc., sur-tout quand elles
habitent un endroit marécageux ; et 2.º chez

---

(2) *Wagler*, etc. De morb. mucoso, p. 37.

(3) Voy. pages 99 et 105 de cet ouvrage, — et Commerc. Litter. Norimb. 1740, p. 285 et 287.

(4) *De Haën*, Prælect. t. I, p. 567. — Comment. Lips. t. XVII, p. 10.

(5) *De Haën*, Prælect. t. I, p. 354. — Bibliot. Broun. Germ. t. IX, p. 4.

( 159 )

les individus qui auparavant ont eu un flux hémorroïdal et habituel (6).

C'est quand les pyrexies rémittentes ou périodiques sont accompagnées d'un flux d'humeurs assez considérable, qu'elles simulent facilement le scorbut par leur effet débilitant qui est plus augmenté ; telles sont , par exemple, les fièvres dyssentériques des armées, des prisons, des casernes (7) , lesquelles reconnoissent pour causes prédisposantes l'humidité qui arrête la transpiration, et l'abondance et l'acrimonie de la bile (8), et pour cause déterminante, l'uniformité trop longue du régime de vie des soldats, qui alors dirige l'action des premières causes sur le tube intestinal. C'est à cette espèce de dyssenterie lente que doit se rapporter celle des marins qui reviennent d'une longue navigation, pendant laquelle ils ont éprouvé de grandes privations et des maux sans nombre, et dont l'état maladif n'est combattu que par les antiscorbutiques. Pour faire établir une affiliation

Analogie du scorbut avec des dyssenteries.

----

(6) *Hoffmann*, t. III, p. 339 et 401. — Suppl. II, pars II, p. 467 et 475. —*Haller*, Disput. etc., t. VI, p. 188. —*Rosen* avance même que cette variété de scorbut, qu'il appelle *pourpre scorbutique*, est plus difficile à guérir que le vrai scorbut. Ibid, p. 190.

(7) Journ. de méd. angl. 1786 , part. IV, p. 297.

(8) Dict. des sc. méd. t. XX , p. 459.

entre le scorbut et la dyssenterie, on n'a qu'à représenter qu'une dyssenterie épidémique subit, comme le scorbut, une influence favorable du changement de saison et de l'usage non accoutumé des fruits bien mûrs (9), et qu'en outre, on a vu la cause d'une dyssenterie hiverno-catarrhale produire, quand elle portoit son impression sur les organes de la déglutition, la tuméfaction des glandes de la bouche et des parties voisines, l'engorgement, l'ulcération ichoreuse et fétide des gencives, la dénudation des alvéoles, l'ébranlement des dents, des ulcérations de la langue, etc. (10).

*Analogie du scorbut avec les hémorroïdes.* — L'affection hémorroïdale, tenant de près à la dyssenterie, paroît également ressortir du scorbut; on l'a vue effectivement survenir, et être très-abondante chez une veuve de 50 ans, qui menoit une vie plus que sédentaire, et s'adonnoit à une nourriture trop succulente. L'effet d'un tel régime se porta sur le système hémorroïdal, et même sur l'utérus, de manière qu'elle éprouva (quoique âgée) pendant long-temps, le flux menstruel, les hémorroïdes fluentes, des lassitudes, un état de langueur, une abolition des sens, etc.

---

(9) Dict. des sc. méd. t. X, p. 326.

(10) Toutefois un médecin célèbre a paru vouloir établir une différence absolue entre ce stomacace catharral et le scorbut, Dict. des sc. méd. t. X, p. 329.

Si,

Si, comme nous l'avons déjà répété, le scorbut dépend nécessairement de l'uniformité et de la durée plus ou moins longue d'un même régime, ne sommes-nous pas autorisés à regarder le *feu sacré* ou les *ardens* dont les Parisiens furent attaqués en 945, comme appartenant à ce même genre d'affection, puisque la guérison ou la préservation de cette maladie cutanée épidémique tenoit à ce que les malades de Paris quittassent cette ville pour prendre l'air des champs, et à ce que ceux de la campagne vinssent se réfugier dans cette capitale (11) ? — Les épidémies gangréneuses observées dans plusieurs pays et dans différentes années où l'ergot avoit été très-commun, n'auroient-elles pas pu encore être une espèce de scorbut exalté, et favorisé d'ailleurs par des saisons constamment pluvieuses, et par une nourriture insalubre et même succulente, mais au milieu d'une vie molle et sédentaire (12) ?

Tout le monde convient que la douleur peut être considérée comme une puissance

*Analogie du scorbut avec des phlegmasies épidémiques.*

*— avec quelques rhumatismes.*

---

(11) Soc. roy. de méd. t. I. Mém. p. 261.

(12) Mém. de l'acad. des scienc. ann. 1676, 1710, 1748. — Soc. roy. de méd. t. II, p. 612. — Dict. des scienc. méd. t. XVII, p. 337. — De Bononiensi instituto et academiâ Commentarii, t. IV, p. 72.

fortement énervante; et sous ce rapport seul, elle dispose au scorbut, auquel elle mène encore plus irrésistiblement quand elle est de longue durée, et qu'elle succède à une autre maladie qui a déjà résisté à un régime de vie vicieux par sa permanence. C'est ainsi que les douleurs rhumatismales et goutteuses, qui prennent la place des fièvres intermittentes trop longues ou mal traitées, et que plusieurs médecins regardent alors comme très-analogues au scorbut (13), ont été adoucies par l'abandon des viandes dont on se nourrissoit habituellement, et de suite exaspérées, quand on reprenoit cette nourriture animale (14).

Analogie du scorbut avec la goutte. — L'analogie de la goutte avec le scorbut est d'autant plus admissible, que 1.º on l'a combattue par l'emploi du vinaigre (15), lequel est généralement reconnu comme efficace dans la dernière de ces maladies; que 2.º l'on a rencontré la gangrène scorbutique des intestins chez un goutteux (16), et que 3.º l'on voit les oiseaux et les animaux domestiques qui

---

(13) *Hoffmann*, t. III, p. 382. — *Sydenham*, etc. t. I, p. 39, 50, 172. — Com. Lips. t. XVI, p. 523. — *Huxham*, Essai sur les fièvres, p. 75.

(14) *Zimmermann*, Traité de l'expér. t. II, p. 75.

(15) Journ. de phys. Introduction, t. II, p. 568.

(16) Com. Lips. Suppl. 2 décad. p. 132.

vieillissent, et qui sont long-temps nourris de la même manière, prendre la goutte, et présenter des concrétions arthritiques, sur-tout s'ils sont dans un local humide, insa-lubre, et si leurs organes digestifs font mal leurs fonctions (17).

Par la même raison, quelques praticiens ont cru devoir rapprocher la colique de Poitou de la scorbutique, quand celle-ci a lieu, ce qui n'arrive ordinairement que dans la troi-sième période du scorbut. Cette analogie nous paroît à nous-mêmes si bien fondée, que l'une et l'autre colique reconnoissent pour cause immédiate un affaissement et une as-thénie des organes digestifs, causés, dans la première maladie, par un agent métallique, dont l'effet stupéfiant, quoique plus prompt, est à peu près le même que celui d'un régime trop uniforme, et soutenu d'une manière trop invariable : d'ailleurs, on a été à même d'ob-server qu'il n'y avoit que ceux qui avoient fait un trop grand et trop long usage de cidres ou de fruits (18) qui en fussent susceptibles. C'est ici que doit trouver place l'observation



---

(17) Dict. des sc. médic. t. XIX, p. 130, 134, 158, 163, 167.

(18) Med. transact. t. I, p. 183.

de *Charles Pison* (19), relative à une maladie
épidémique qui régnoit dans deux couvens de
moines, et dont les principaux symptômes
étoient des *coliques*, une constipation opiniâtre, des vomissemens fréquens, des foi-
blesses paralytiques dans les extrémités supérieures, et la bouche d'un rouge foncé et
obscur ; d'où s'ensuivoit une indisposition
plus que grave, souvent mortelle, et que
*Sennert* (20) regardoit comme un vrai scorbut.
Ces religieux étoient d'une constitution sèche
et atrabilaire, avoient le corps sale et dé-
charné, menoient une vie sédentaire, et observoient un régime succulent, mais toujours
uniforme, et toujours le même (21). — Les
jeunes Caraïbes qui boivent beaucoup de liqueurs, qui abusent des plaisirs vénériens,
et qui sont à chaque moment exposés aux vicissitudes de l'air, sont aussi sujets à une
espèce de colique qui se trouve le plus souvent accompagnée d'une série de symptômes
tenant au scorbut, comme douleur à l'un ou
l'autre testicule, quelquefois à tous les deux
( v. p. 135 ), teint jaunâtre, douleurs goutteuses, débilité ou impuissance de mouvoir

---

(19) Morbi ventr. infer. à proluvie serosâ ; p. 267.
(20) Tome III, p. 505.
(21) *Sennert*, t. III, p. 517.

( 165 )

les membres, torpeur, voix rauque, quelquefois aphonie, amaigrissement, ventre bouffe, constipation, cardialgie, etc. (22).

C'est dans le système abdominal que se trouvent ordinairement les organes ( parmi les intérieurs ) les plus compromis par le scorbut ; et c'est aussi dans le système abdominal qu'a le plus fréquemment son siége, la cause formelle et matérielle de l'hypocondriacie, que *Barbette* nomme *mater scorbuti*, et dont le dernier degré présente réellement une vraie affection scorbutique, sous la forme de ce qu'il a plu aux écrivains d'appeler *maladie noire* (23), ou *volvulus sanguineus* (24), De plus, l'hypocondriacie vient souvent comme le scorbut, par un abus des végétaux ; et comme lui encore, elle est exaspérée par l'usage des substances douces, sucrées (25), etc.: en un mot, l'une et l'autre maladie reconnoissent encore les mêmes circonstances prédisposantes et adjuvantes, et offrent à peu près les mêmes indications à remplir, et les mêmes moyens de traitement à employer. Ainsi, l'on doit établir entre ces deux affec-

Analogie du scorbut avec l'hypocondriacie.

-----

(22) *Haller*, Disput. t. VII, p. 681.
(23) Journ. de méd. t. VIII, p. 234.
(24) *Haller*, Disput. t. III, p. 367.
(25) *Frank*, Silloge, etc. t. I, p. 37 et 38.

tions des connexions si vraies et si naturelles, que l'on peut dire que l'une est une forme de l'autre; que celle-ci comme celle-là prend ses racines dans l'abdomen (26), et que toutes les deux présentent pour ainsi dire les mêmes symptômes, résultant 1.º d'une diathèse acescenté, mais particulière à l'estomac, et d'après laquelle tous les alimens, même les viandes, tournent à l'acide (27), 2.º d'une inégalité simultanée dans plusieurs fonctions, et 3.º d'un mélange bizarre de spasme et de relâchement, de callosité et de flaccidité que l'on remarque dans divers points du système abdominal, et qui font que les sujets atteints de l'une ou l'autre maladie, sont très-difficiles à purger sans inconvénient, et qu'au milieu de cette confusion de leurs forces physiques, ils ont constamment à se plaindre d'un affaissement moral et d'un découragement absolu (28), et qui toutefois ne se montrent pas toujours de la même manière ( v. p. 145). Ainsi, il n'est pas étonnant de voir l'état *stationnaire* de l'ame, où se trouve toujours un hypocondriaque, influer désavantageusement sur la transpira-

---

(26) *Bordeu*, Mal. chron. p. 300.

(27) *Burserii*, Inst. med. pract. t. IV, pars 2, p. 44.

(28) Com. Lips. t. XVII, p. 96. — *Richter*, Opusc. med. t. I, p. 172.

tion ( dont l'altération favorise toujours le scorbut ), renforcer l'effet déjà affoiblissant d'un régime trop long-temps uniforme, et décider enfin une cachexie scorbutique, ainsi que le prouve l'observation suivante. Un jeune étudiant, robuste, et cependant mélancolique, tombe dans une fièvre automnale pour avoir vécu long-temps d'une manière irrégulière, et d'alimens grossiers et âcres ; il en guérit cependant.... Mais étant revenu à son premier régime défectueux, il fut pris d'accidens d'hypocondrie et d'hémorroïdes, dont il ne se délivra encore qu'en menant une vie moins sédentaire et *plus mobile*. Enfin des passions de l'ame étant venues l'accabler, son estomac perdit son ressort ; sa tête se prit ; des douleurs gravatives parcoururent ses membres ; il survint des sueurs nocturnes et fétides.... Ces symptômes maladifs ne cédèrent qu'à de doux évacuans, ensuite aux eaux minérales, et enfin à l'exercice du cheval (29).

Il a été établi précédemment ( p. 16 ) que la peau et les voies digestives appartenoient en quelque manière au même système, et on a en outre prouvé que le scorbut ayant son principe dans l'estomac ( p. 30, 54, etc.), étoit

Analogie du scorbut avec les maladies de la peau.

---

(29) *Hoffmann*, t. III, p. 384.

toujours provoqué ou empêché suivant l'état morbide ou naturel de l'organe cutané, avec les affections pathologiques duquel la cachexie scorbutique doit en conséquence avoir des rapports; et ces rapports sont quelquefois si directs et si évidens, qu'on s'est cru souvent fondé à ne regarder ces maladies de la peau que comme des espèces de scorbut. Ce que nous allons dire à ce sujet légitimera peut-être cette affiliation nosologique.

*Analogie du scorbut avec l'éléphantiasis.* Vers le seizième siècle, le scorbut faisoit des ravages dans plusieurs contrées, et les symptômes dont il s'accompagnoit alors, approchoient beaucoup de l'éléphantiasis (30). *Nitzch* l'a vu régner, parmi les troupes russes, sous la même forme que sans doute *Lind* lui a également reconnue, puisqu'il en établit une variété qu'il appelle *scorbut éléphantiaque*. Déjà des praticiens, dans divers climats, ont tellement trouvé une conformité presque parfaite dans l'origine, les causes, les effets et le traitement de ces deux maladies, qu'ils les ont volontiers confondues ensemble, ou placées l'une à côté de l'autre (31), et que *Boerhaave*

---

(30) Com. Lips. t. XVI, p. 455.

(31) *Hoffmann*, Med. rat. system. pars V, observ. VIII. — Com. Lips. t. XVI, p. 459. — Journ. de méd. t. XLV, p. 212.

à même considéré l'éléphantiasis comme un scorbut dans son plus haut degré.

La lèpre, qui tient de si près à l'éléphan- tiasis, a souvent existé en même temps que le scorbut, auquel on l'a vue quelquefois se joindre dans l'île de Féroë (32), ainsi que dans les Asturies (33), sur les côtes de la Sundermanie (34), et sur plusieurs points du Danemarck (35) et autres contrées du Nord, dont le sol est marécageux et l'air brumeux, dont les habitans se nourrissent habituellement de poissons gras, et finalement où la lèpre fait, comme le scorbut, plus de ravages en automne et au printemps (36), quand cette dernière saison est froide et chaude ( voyez p. 98 ), tandis que, comme le scorbut encore, elle est plus rare dans les parties de l'Islande, où l'on use moins de laitage, où l'on mange moins de poissons gâtés, et où d'ailleurs ces mêmes alimens sont entre-coupés et corrigés par un plus grand emploi de végétaux (37).

*Analogie de la lèpre avec le scorbut.*

---

(32) Coll. acad. part. étr. t. IV, p. 195.

(33) *Raymond*, hist. de l'éléphantiasis, p. 28.

(34) Journ. de méd. t. LXV, p. 104.

(35) *Francisco Roncalli Parolino*, Europæ medecina, p. 457.

(36) *Raymond*, ibid, p. 24.

(37) Soc. roy. de méd. t. I. Mém. p. 170. — T. V. Mém. p. 176, 184, 192, 199, 201.

Néanmoins l'on peut, à notre avis, avouer que la lèpre en général se montrera plus volontiers parmi des personnes également soumises à la diathèse lymphatique (38), qui en même temps qu'elles seront exposées à plusieurs causes débilitantes, habiteront un climat chaud ou froid, mais où l'air n'est point mollasse, pourri, et où l'organe cutané sera affecté spécialement, de manière à présenter un symptôme presque caractéristique de la lèpre, savoir, l'insensibilité plus ou moins décidée de la peau (39); tandis que le scorbut affectera de paroître chez des sujets, vivant sous une température humide, chaude ou froide. Au surplus, *Ettmuller*, après avoir rapporté que le fils d'un boucher d'Erlang, qui faisoit un trop grand usage des viandes salées, de cochonaille boucannée, etc. avoit pris la lèpre, dit positivement que l'exercice trop soutenu, comme le repos de *trop longue durée*, augmentoit la disposition à cette même maladie de la peau (40). Enfin l'on sera d'autant plus fondé à reconnoître une analogie entre la lèpre et le scorbut, que les anciens écrivains du Nord ont donné le nom de *lèpre* à plusieurs

---

(38) Med. obs. and inquiries, vol. I, p. 207, 212.
(39) *De Huën*, Prælect. acad. t. II, p. 86.
(40) *Haller*, Disput. etc. t. VI, p. 69.

maladies ou affections de la peau (41), et que d'ailleurs ils ont recommandé les mêmes remèdes, ainsi que le changement de régime pour cette maladie, comme pour le stomacace et le scorbut proprement dit (42).

Terminons cet article par le fait suivant que nous a laissé *De Haën* (43), et qui peut donner lieu à de profondes réflexions. Un quinquagénaire, détenu depuis près de quatorze ans, et nourri pendant tout ce temps à l'eau et au pain de munition, s'échappe de sa prison, après y avoir essuyé des affections malignes exanthématiques, des vomissemens, des abcès, et la perte de l'ouïe et de l'odorat. L'impression du grand jour lui donne des vertiges, et lui fait rendre beaucoup de vers ascarides, et bientôt il lui survient une gale générale qui finit par une lèpre éléphantiaque, compliquée d'insomnie. Les anti-scorbutiques, et sur-tout l'usage de la chair de vipère, paroissent amener un heureux changement.... Toutefois il vient à prendre la fièvre quarte, qui devient plus opiniâtre après l'émétique et la saignée, et à être fatigué par la

---

(41) Ann. de litt. méd. étr. t. XII, p. 560.

(42) Idem, t. XVI, p. 446. — Dict. des sc. méd. t. XI, p. 425.

(43) Rat. med. t. VII, p. 166.

toux, par une diarrhée fréquente, une anorexie
et une grande maigreur; symptômes dont
l'adoucissement est suivi d'une tumeur douloureuse à l'hypocondre droit, et d'une difficulté de respirer. Un usage copieux de melons
amène une diarrhée qui, tout en dissipant la
tumeur abdominale, dégénère en dyssenterie;
celle-ci toutefois cède à l'emploi des huileux
administrés à l'intérieur et à l'extérieur, mais
en laissant toujours après elle l'affection lépreuse, qui paroissant d'abord combattue,
comme par enchantement, à l'aide des eaux
sulfureuses de Bade, en boisson et en bains,
et qui revenant ensuite au bout de cinq ou
six semaines, exige de nouveau l'usage de la
chair de vipère, en bouillons et en opiat,
avec du sucre rosat, d'où il paroît résulter
une amélioration décidée, et une guérison
que l'on auroit pu dire complète, si le malade
en partant, eût déjà été à même de prendre
une libre perspiration de la peau;.. ce qui en-
gagea le médecin à lui conseiller fortement
la continuation des remèdes, que l'on négligea
toutefois. Du reste, on perdit ce malade de
vue. Dans cette observation, on voit non-
seulement qu'un état asthénique des premières voies, causé par un mauvais régime et
un air vicié, ont causé des affections générales, malignes, et que l'impression du grand

air et l'action de l'exercice, dont on avoit été
privé depuis de longues années, a déterminé
un état morbide et scorbutiforme de la peau,
que des remèdes commençoient à combattre,
mais qui revenoit quand on n'insistoit pas
suffisamment sur le même traitement, etc.

Une maladie servant d'intermédiaire entre
le scorbut, dont les causes lui sont communes, et entre la lèpre, dont elle présente
quelques symptômes ( comme de vraies pustules croûteuses et rebelles sur le métacarpe,
le métatarse, sur le col, le sternum, etc.), est
le *mal de la Rose des Asturies* (44), qui n'est
autre chose qu'une lèpre crustacée (45), arri-
vant dans une contrée pluvieuse, nébuleuse, et
arrosée de beaucoup de rivières, — où la terre
est maigre, — où les alimens sont presque sans
substance, les végétaux très-aqueux, peu con-
sistans, et foiblement fournis en principes salés
aromatiques, — et dont enfin les habitans, presque tous scrophuleux ou mélancoliques, ne se
sont vus atteints du mal *della Rosa* que depuis
que le scorbut y a été apporté, ou s'y est ma-
nifesté ; c'est-à-dire, depuis que les circonstances accidentelles énervantes, comme
l'asservissement, la conquête du nouveau

Connexion du
scorbut avec le
mal *della Rosa*
des Asturies.

---

(44) *Sauvages* l'appelle encore *lèpre des Asturies.*
(45) Dict. des sc. méd. t. L, p. 337.

monde, etc., sont venues ajouter à l'effet déjà trop débilitant d'une atmosphère humide, et décider chez eux un caractère hypocondriaque, donnant quelquefois lieu à un délire sourd que l'on a vu guérir, par un changement de manière de vivre, chez une femme qui s'imposa cette mutation comme par instinct, laquelle consista dans le seul usage du beurre de vache, pour lequel elle vendit tout son avoir (46). L'observateur *Thierry* nous apprend également que ce mal *della Rosa*, qui n'arrive qu'aux gens mal propres et mal vêtus, et dont sont exempts ceux qui jouissent d'une certaine aisance, diminue ou cède sous l'action d'une bonne nourriture et d'une boisson stimulante (47).

*Analogie du scorbut avec la gale.* Si l'on n'admet pas qu'il y ait un rapport d'analogie, de ressemblance entre la gale humide et le scorbut, pourquoi un excès dans l'usage des fruits, des végétaux, produit-il chez les enfans villageois une espèce de gale croûteuse (48) ? Pourquoi, d'autre part, le scorbut peut-il être remplacé et se guérir par une éruption psorique, qui n'est ainsi qu'une

---

(46) Journ. de méd. t. XXIII, p. 259.
(47) *Fourcroy*, Med. ecl. t. IV, p. 79.
(48) *De Haën*, Prælect. acad. t. I, p. 314. Voy. le chapitre XI, sur le scorbut dans les animaux.

voie d'issue de l'âcre, lequel caractérise ou accompagne toujours le scorbut, et qui peut conséquemment être regardée comme une modification de ce dernier fléau (49) ? Cette espèce de dégénération, ou plutôt de *métaptose*, peut avoir lieu dès l'établissement du scorbut, de manière que celui-ci paroisse le produire sous la forme d'une éruption vésiculaire ou pustulaire (50). Au surplus, quand le scorbut s'accompagne de quelque affection cutanée *active*, comme de la gale, etc., il devient moins étranger à un état fébrile, de manière que cette espèce de complication psorique paroît établir une nuance intermédiaire qui lie deux maladies presque opposées, savoir le scorbut qui est une affection *morte*, et la fièvre qui est une affection réactive; et même après que la gale scorbutique est passée, le malade présente plus d'opportunité à l'établissement d'une fièvre facile à se compliquer d'inflammation locale et de gangrène. C'est ainsi qu'un scorbutique parut moins attaqué du scorbut quand il eut pris la gale, et que la disparition de cette éruption ne le laissa tranquille que quelque temps, puisque le printemps suivant il fut pris d'une violente fièvre rémittente,

---

(49) *Sennert*, t. III, p. 515. — Com. Lips. t. XII, p. 274.
(50) *Hoffmann*, t. III, p. 381, 382, 437; t. IV, p. 317.

qui ne se calma que par la dégénération de l'inflammation du scrotum en gangrène (51).

Analogie du scorbut avec les dartres.

Enfin l'assimilation du scorbut avec les dartres semble encore être plus naturelle et plus fondée. Car *Lorry* a vu cette dernière maladie se développer, et disparoître avec la première (52), et *Geoffroy* n'est pas éloigné de croire que les différentes maladies cutanées qui furent fréquentes à Paris dans l'automne de 1789, notamment parmi les enfans et les jeunes personnes, étoignt une suite du mauvais pain que l'on avoit précédemment mangé (53). Il est à observer que pendant que ces affections de la peau se montroient parmi les sujets d'un âge peu avancé, et dont ainsi le moral n'étoit aucunement affecté, le scorbut proprement dit, attaquoit beaucoup d'adultes, que tourmentoient d'ailleurs les inquiétudes et les chagrins (54). Finalement, cette existence du scorbut sous le *faciès* de pustules, d'efflorescences cutanées, etc., seroit-elle relative à l'état de sensibilité dans le tube intestinal? C'est ce que nous feroit penser une observation insérée dans les mémoires de l'académie royale

---

(51) *Frank*, Delect. opusc. med. t. X, p. 261.
(52) *Lorry*, De morbis cutaneis, p. 314.
(53) Soc. roy. de méd. t. X. Mém. p. 15.
(54) Soc. roy. de méd. idem.

de

de chirurgie (55) , et où il est rapporté qu'un homme, qui avoit éprouvé la séparation et la sortie d'une grande portion du colon, par l'effet d'un volvulus, eut ensuite tout le corps couvert d'exanthêmes, avec prurit, et dont l'éruption ne se fit qu'après six semaines d'une diète blanche.

Enfin comme on voit souvent des scorbuts céder à l'emploi des plantes, des racines, etc. de même il est arrivé qu'une teigne dartreuse au visage d'un homme très-bilieux, rébelle à tous les moyens ordinaires, même aux mercuriaux, n'a pu être combattue que par l'usage soutenu (pendant trois semaines) des pommes que le malade désiroit extraordinairement, et pour lesquelles cependant il ne sentit plus d'appétence quand il fut guéri (56).

Nous avons déjà parlé du *millet* des enfans, et nous l'avons fait regarder comme apparte-nant de bien près à la cachexie scorbutique. En cela nous n'avons fait que nous ranger de l'avis du docteur *Raulin*, qui l'appelle même *scorbut aigu*. D'ailleurs, dans cette maladie du premier âge, le foie est assez altéré dans sa couleur pour qu'elle soit livide, et même

Analogie du millet des enfans et de leurs aphtes avec le scorbut.

---

(55) Tome IV, p. 217 et 218.

(56) Collect. soc. med. Haun. t. II, p. 2.

noire (57) ; et cette altération la rapproche sensiblement du scorbut, où ce viscère est également lésé ; cependant le docteur *Sampoutz* ne la regarde point comme telle, parce qu'elle ne présente pas toujours les symptômes du scorbut (58) : mais l'*invariabilité* des phénomènes scorbutiques n'étant ni réelle, ni même possible, l'opinion du médecin de Barcelonne doit tomber d'elle-même. Seulement, le développement de cette espèce de soda miliaire n'est point aussi tardif que celui du scorbut vulgaire, parce que les jeunes sujets qui en sont atteints, ne peuvent point, par les ressources de leur moral ni par les efforts de leur physique, en diminuer ou annuller l'effet, qui est d'autant plus sensible et plus prompt chez eux, que leurs organes digestifs peu sollicités par une nourriture douce, mais trop habituelle, tombent bientôt et aisément dans une atonie, laquelle n'empêche point la décomposition morbide de celle qui est prise ultérieurement, et n'obvie ni à l'action nuisible des vapeurs qui s'élèvent de l'estomac, ni à celle du mauvais chyle qu'il fournit. Ainsi le millet des enfans, tout aussi bien

---

(57) Soc. roy. de méd. t. IX. Mém. p. 130.
(58) Soc. roy. de méd. *ibid*, p. 92.

que les aphtes qui, au dire de *Boerhaave*, de *Sauvages*, de *Kettlaer*, les attaquent, non point dans les climats chauds et secs, mais bien sous un ciel humide et nébuleux, et dans les pays maritimes, bas et marécageux, et lorsqu'ils ont leurs premières voies affoiblies ou dans un état d'impureté (59), n'a lieu que lorsque la diathèse acescente ( effet de l'affoiblissement de la force vitale ) est très-établie chez ces jeunes sujets, que l'on peut presque irrévocablement regarder comme sans ressources, quand ils sont parvenus à un tel degré de dégénération scorbutique, que leurs gencives sont compromises et semblables à celles des adultes atteints du scorbut ordinaire (60). Ces aphtes qui, comme le scorbut, peuvent succéder aux fièvres intermittentes et aux fièvres putrides, ainsi qu'à la suite de l'usage de mauvais alimens, arrivent aux enfans plus rarement en France qu'en beaucoup d'autres endroits, parce que, dit *Hollerius*, le lait de leurs nourrices est froid et humide; mais elles sont remplacées dans la même contrée par des pustules et des ulcéra-

---

(59) Bibl. della più recente, etc. t. I, p. 341, 343. — *Frank*, Delect. opusc. med. t. V, p. 327, 340.

(60) Mém. de l'acad. roy. de chir. t. V, p. 384.

tions au visage, aux oreilles, à la tête, et même par une abondante salivation. (61).

*Analogies de quelques ulcères spléniques avec les ulcères scorbutiques des jambes.*

Le docteur *Valli* (62) a cru trouver des différences entre les ulcères spléniques et les ulcères scorbutiques qui arrivent aux jambes ; cependant comme, suivant cet écrivain même, les uns et les autres sont produits par une cause commune, et traités par les mêmes moyens, nous croyons pouvoir nous borner à renvoyer au propre ouvrage de ce médecin, pour s'apercevoir combien cette assertion est peu fondée.

*— du rachitis, etc.*

*Sœmering* (63) admet également tant de rapports entre le scorbut et le rachitis, qu'il ne reconnoît d'autre différence entre ces deux maladies, qu'en ce que la première attaque spécialement les adultes, et la seconde les enfans ; que *Portal* (64) regarde en effet comme très-disposés au scorbut, par leur foiblesse innée, mais chez lesquels il porte principalement son action sur les glandes du col, des aisselles et des aines.

Le *frambœsia* auquel sont sujets les nègres,

---

(61) *De Haën*, Prælect. acad. etc. t. II, p. 508.—*Frank*, Delect. etc. ibid, p. 342.

(62) Saggio, etc. p. 140.

(63) De morbis vusor. absorb. etc. p. 99.

(64) Traité du rakitisme, p. 94.

et sur-tout ceux qui habitent vers les sources du Niger, qui sont très-mal propres, et qui ne vivent que de chairs corrompues ou âcres, ou de substances végétales et d'eaux altérées, dont sont fatigués à l'excès les organes digestifs, paroît d'autant plus appartenir au scorbut, qu'on a vu cette affection fongueuse de l'organe cutané se déclarer spontanément chez quelques gallinacées de St-Domingue, principalement chez les pintades et les dindons, qu'on alimente *uniquement* avec les semences de l'*holcus spicatus* (65).

Sans parler des relations ou correspondances que le professeur *Pinel* (66) dit exister entre le scorbut et le *mal rouge* de Cayenne ou le pian, et que d'autres établissent entre la même maladie et la *pellagre*, 1.º que l'on a désignée sous les noms de *mal rouge*, de *mal del sole*, de *scorbut des montagnes*, de *scorbut des Alpes*, etc. (67); 2.º qui paroît (au moins dans l'Italie) au commencement du printemps, se dissipe l'été, revient quelquefois dans l'automne, mais cesse absolument dans l'hiver (68); 3.º qui semble encore,

*Analogie du scorbut avec le frambœsia.*

*— avec le pian, ou mal rouge, et la pellagre.*

----

(65) Dict. des sc. méd. t. XVI, p. 562.

(66) Nosogr. philos. 1.ʳᵉ édit. t. II, p. 201.

(67) *Frank*, Delect. opusc. med. t. IX, p. 329, 360, T. XII, p. 123, 132, 167.

(68) *Frank*, Ibid, p. 134.

comme le scorbut ordinaire, être le résultat d'une manière de vivre trop mesquine, et consistant dans l'usage seul des végétaux, dont la propriété affoiblissante n'est nullement corrigée ou entravée (69) par une boisson un peu stimulante; et 4.° enfin, que l'on doit ainsi considérer comme une vraie cachexie scorbutique compliquée d'affections vitiligineuses des parties du corps qui ne sont pas couvertes (70), mais continuellement exposées à l'air, etc. Nous ne nous occuperons plus que d'une maladie, avec laquelle on reconnoîtra infailliblement que le scorbut a la plus grande affinité, de cette affection épidémique et particulière aux états de Hongrie, de Sclavonie, etc., et que *Milleter* a décrite sous le

*Analogie de la maladie connue en Hongrie sous le nom de* Tsoë-mer.

------

(69) *Frank*, Delect. opusc. med. t. XII, p. 149.

(70) Cette complication n'a probablement lieu que parce que les parties non couvertes sont exposées à l'action du soleil, qui produiroit ces mêmes inflammations érésypélateuses sur les autres, si elles étoient soumises à la même influence. Cependant, pourquoi le visage en est-il exempt? Ce privilége tiendroit-il à ce qu'il est continuellement sujet à quelque mouvement apparent ou intérieur? Du reste, comme la plupart de ses symptômes sont nerveux, nous l'appellerions volontiers *scorbut nerveux*. Nous dirons encore que des symptômes du scorbut ordinaire compliquent quelquefois la pellagre, mais beaucoup plus souvent dans le pays de Venise que dans le Milanez, etc. *Frank*, ibid, t. XII, p. 142, 152.

nom de *Tsoëmer* (71). Son symptôme principal consiste dans des duretés et des nodosités vasculaires, qui se rencontrent sur diverses
parties du corps, tandis que le scorbut se caractérise plus généralement par des ecchymoses extérieures ou même intérieures; mais
dans l'une et l'autre maladie, les sujets ont
été soumis à une manière de vivre vicieuse,
parce qu'elle a été trop long-temps la même.
Ils sont également dans un état de langueur
et de foiblesse; leur indisposition commence
dans les deux maladies par un état de lésion
dans les facultés digestives, et ce n'est qu'après
cette lésion que l'organe cutanée s'affecte dans
l'une, sous forme d'ecchymoses, de gonflemens vasculaires rouges, et dans l'autre, sous
celle d'engorgemens blancs, de nodosités lymphatiques, que quelques-uns ont regardées
comme une espèce de *loupe scorbutique* (72).
La seule différence raisonnable que l'on puisse
admettre entre l'une et l'autre, et qui encore
n'est pas tranchante, c'est que les moyens extérieurs que l'on emploie contre le *Tsoëmer*,
comme l'exercice, et sur-tout les frictions,
ont un effet plus prompt que dans le scorbut

---

(71) Cette maladie est encore mentionnée sous le nom
de *Schemmer* dans la gazette salutaire, 1772, n.° XXII.

(72) Journ. de méd. t. LXXIII, p. 62.

vulgaire, où toutefois ils sont pareillement indiqués. Dans ce tableau de comparaison, il étoit facile de reconnoître une affiliation entre le scorbut et le tsoëmer, et c'est ce qu'ont fait avant nous quelques observateurs.

Pourrions-nous expliquer pourquoi le scorbut, caractérisé par les gencives fongueuses, les taches à la peau, etc., n'a pas souvent lieu en Hongrie, etc., et pourquoi encore cette dernière espèce d'affection cachectique ne se combat pas par les anti-scorbutiques usités, en disant que la différence dans les symptômes et dans le traitement des deux maladies vient de ce que le *Tsoëmer* porte son impression spécialement sur le système vasculaire blanc, tandis que le scorbut de mer et autres s'exercent sur le système vasculaire rouge ; le tout parce que la première affection est précédée d'un régime vicieux, et consistant en alimens gras et même trop abondans ; pendant que dans la seconde on a mangé trop et trop long-temps des alimens âcres, salés, et souvent encore au milieu des fatigues sans nombre du corps et de l'esprit ? Ce qu'il y a de singulier toutefois à observer ici, c'est que si les symptômes extérieurs du *Tsoëmer* sont plus prompts à se dissiper que ceux de notre scorbut, le ton des organes digestifs n'est pas

aussi facilement rétabli (73) que dans la dernière affection.

Enfin, au risque d'encourir le reproche de
ne voir par-tout que le scorbut, croyons-
nous devoir finir ce chapitre en accordant
que le scorbut peut ne se manifester que par
l'apparition et l'espèce d'abcession d'une tumeur dont le pus sanieux n'est corrigé, et
dont la guérison n'est obtenue que par le
changement de régime et de pansement (74),
et en rappelant que chez les enfans, chez les
nègres et chez les sujets atteints du vice vénérien ( voy. le chap. VII ), le système glanduleux est très-aisément et très-fréquemment
compromis dans le scorbut. Cette dernière
observation ne tendroit-elle pas à faire trouver
un rapprochement entre cette dernière maladie et les écrouelles, sur-tout si l'on ajou-
toit que les nègres, *transportés du climat brû-
lant d'Afrique au nord de l'Europe, et ne se
nourrissant que de pommes et de bière*, deviennent rapidement victimes de la maladie
scrofuleuse (75)?

Rapprochement<br>du scorbut avec<br>les écrouelles.

---

(73) *Haller*, Journ. de méd. t. VII, p. 652.
(74) Sel. med. Francof. t. IV, p. 348.
(75) Dict. des sc. méd. t. XXI, p. 81. — Voyez p. 124 de
cet ouvrage, et le chapitre suivant.

nous avons observé l'avantage d'un changement total dans la manière de vivre, sur-tout
en y joignant l'exercice. *Peyrilhe* (6) a cons-
taté avant nous l'utilité de ce traitement contre
ce résultat morbide composé, qu'il regarde,
moins comme une maladie accessoire indé-
pendante, que comme une dégénération nécessaire et putride de la constitution véroli-
que. Et en effet, l'on doit remarquer que les
bubons vénériens, par exemple, ne présentent cette gangrène terrible, qui compromet
quelquefois la vie des malades, que dans les
hôpitaux où tout est *constamment* énervant ;
— ou chez les cachectiques qui sont d'une foiblesse radicale, et en quelque sorte innée,
— ou chez ceux qui ont déjà subi plusieurs
traitemens anti-syphillitiques trop uniformes,
et en cela trop infructueux. Cette complication est donc bien à établir : car l'affection
syphillitique que l'on prendroit mal à propos
pour un scorbut, pourroit devenir plus grave
par l'administration des anti-scorbutiques spiritueux (7). D'autre part, cette précaution
dans le diagnostic influe avantageusement sur
le choix des moyens curatifs de la vérole : car
on a trouvé, par exemple encore, que le su-

---

(6) Remède nouveau, etc. p. 98.
(7) Journ. de méd. t. LXXX, p. 423.

blimé corrosif étoit ( au moins quelquefois )
la préparation mercurielle la plus exempte
d'inconvéniens dans cette maladie compliquée
du scorbut. Il pousse moins à la bouche (8),
et à l'aide de sa dissolution, de son extension
dans beaucoup de véhicule, on se procure un
stimulus qui s'étend sur une plus grande surface du système digestif, etc.

Le scorbut influe-t-il assez sur la gonor- Complication<br>du scorbut avec<br>la gonorrhée.
rhée virulente pour la compliquer, pour la
faire suivre, quand elle a disparu, de taches
cutanées et de douleurs dans les membres,
de manière à faire soupçonner et croire même
que la blennorrhagie s'est convertie, a dégénéré en vérole ? On le penseroit volontiers,
d'après une observation d'*Hoffmann*, qui rapporte qu'un homme sec et maigre, affecté
depuis deux ans du scorbut, et qui prit à cette
époque une gonorrhée syphillitique, en fut
traité par les balsamiques et les astringens,
en conserva des maux de tête ( qui augmentoient la nuit ), eut à se plaindre de constipation, et se vit, par suite d'un traitement
sudorifique et mercuriel qu'on lui fit subir,
atteint de taches rougeâtres par tout le corps,
et accompagnées de sensations de prurit ou

(8) Journ. de méd. t. LXXX, p. 216.

de brûlure (9). Nous croirions voir dans ce cas ( pour lequel cependant *Hoffmann* conseille de nouveau un léger traitement sudorifique, mais précédé des bains, des délayans, accompagné d'une diète sévère et humectante, quelquefois même des laxatifs, et suivie de l'emploi de légers toniques, précautions qui n'avoient pas eu lieu dans les traitemens précédens, etc. ), moins une dégénérescence de la gonorrhée en vérole, qu'un effet de méthodes curatives vicieuses, trop stimulantes et trop longues.

Complication des scrofules avec le scorbut. Le scorbut étant une affection essentiellement asthénique, il n'est pas rare de le voir compliquer les scrofules, dont alors les symptômes portent sur les glandes cervicales ( dont l'engorgement fait alors prendre à la peau qui les recouvre une altération dans sa couleur ), ainsi que sur les os spongieux ( le *calcaneum* sur-tout ), qui se carient le plus facilement (10). Et si dans cette complication, comme dans celle des scrofules avec le vice herpétique, les gencives et les mâchoires sont compromises, l'on distinguera ces symptômes locaux, en ce que dans le premier cas de complication l'intérieur de la bouche offre

(9) *Hoffmann*, t. III, p. 421.
(10) *Valli*, Saggio, etc. p. 105.

( 191 )

des turgescences et des ulcérations saigneuses,
tandis que dans le second on y voit les parties
moins ulcérées, plus pâles, et présenter plus
volontiers des aphtes couenneuses (11).

Nous sera-t-il enfin permis ici de faire entrevoir de nouveau ( page 185 ) que nous re-
garderions les scrofules elles-mêmes comme
une forme de scorbut *froid*, *acide*, *végétal*,
parce qu'on les voit sévir principalement dans
les pays de l'Europe septentrionale, où les
enfans sont soumis à une diète végétale (12)?

Nous nous taisons sur les autres cas de
complication du scorbut, au sujet desquels,
au reste, on peut consulter les pages 19, 80,
95, 104, 127, etc., où il a été question du
scorbut pulmonaire, de la dyssenterie scorbutique, et encore plus le chapitre précédent,
où l'on a parlé des maladies qui pouvoient
avoir quelque rapport avec lui ; et nous allons
terminer celui-ci en rappelant quelques phénomènes et en énonçant quelques particula-
rités qui arrivent chez les différens scorbutiques.

1.º Dans le scorbut *marin*, *Darwin* reconnoît une inertie des extrémités absorbantes
des veines qui tirent leur origine des vaisseaux

---

(11) *Valli*, Saggio, etc. p. 106.
(12) Dict. des sc. méd. t. IV, p. 104.

capillaires; *Sœmering* y admet au contraire une activité augmentée des vaisseaux absorbans; mais, quoi qu'il en soit, dit *Weikard* (13), tous conviennent que le système général vasculaire est très-affoibli dans cette affection cachectique.

2.º *Hoffmann* (14) a remarqué chez ces malades, que l'humeur gonorrhéique étoit souvent rougeâtre et sablonneuse.

3.º La cachexie scorbutique influeroit-elle sur la non apparition de l'hydrophobie chez des sujets morts à la suite de morsures faites par des animaux enragés, et auxquels on avoit donné beaucoup de mercure (15)?

4.º La plupart de ceux qui ont le scorbut sont exempts d'autres maladies. Sont-ils cependant aussi rarement attaqués de l'apoplexie qu'on l'a avancé (16)?

5.º Dans les climats chauds, les scorbutiques *guéris* en deviennent plus sujets aux fièvres bilieuses qui y règnent souvent (17). Voyez page 154.

6.º Comme cette maladie ne s'annonce pas

---

(13) Elem. di med. prat. t. II, p. 182.
(14) Suppl. I, part. I, p. 201.
(15) Soc. roy. de méd. t. V. Mém. p. 152, 191.
(16) Journ. de méd. t. LXXXVIII, p. 19.
(17) Journ. de méd, t. XXXVII, p. 195.

toujours

toujours par des symptômes extérieurs ( voy.
pag. 103, 127 ), elle peut donner lieu à une
mort subite, après laquelle seulement l'on
aperçoit des taches noires par les jambes, et
des congestions dans le système sanguin abdominal (18).

7.° L'opium n'a pas un effet toujours narcotique et somnifère chez les scorbutiques (19).

8.° Dans plusieurs cadavres de sujets scorbutiques, on a cru apercevoir que près de la
quatrième partie de toute la masse du sang
s'étoit échappée des vaisseaux.

9.° Quelques-uns de ces cadavres se putré-
fient promptement, et d'autres se corrompent
moins vite que ceux des personnes qui ont
éprouvé l'action d'autres maladies. Cette différence dans la promptitude de la décomposition ne sembleroit-elle pas apporter quelque
modification dans l'assertion du célèbre *Hum-
boldt*, et d'autres savans, qui se sont occupés
à démontrer que la susceptibilité galvanique
est beaucoup plutôt éteinte dans les cadavres
d'individus morts de fièvres putrides ou d'affection scorbutique, que dans ceux des malades qui ont succombé à une fièvre inflam-

---

(18) Journ. de méd. t. LXXXI, p. 49.
(19) *Haller*, Disput. t. VII, p. 311.

matoire (20) ? Cette même différence ne tiendroit-elle pas à l'espèce de scorbut, et ne
seroit-il pas probable que le scorbut *acide* ou
*froid*, ou *végétal*, rendît le corps humain
moins facile et moins prompt à se désorga-
niser que l'*alkalin* ou le *chaud*, etc. ?

Quant aux phénomènes que peut présenter
l'état des humeurs dans le scorbut, v. p. 137.

---

(20) Ann. de litt. méd. étr. t. XIV, p. 507.

# CHAPITRE XI.

## *Du scorbut artificiel ou naturel dans les animaux.*

Le scorbut n'est pas exclusif à l'espèce humaine; on peut le rencontrer, et même le faire naître dans quelques espèces de volatiles et de quadrupèdes, par l'usage trop long-temps continué d'alimens inusités, et en même temps de mauvaise nature. C'est ainsi que deux canards renfermés, et uniquement nourris de seigle détérioré, perdirent l'appétit, évacuèrent des excrémens fétides, devinrent languissans et maigres, quittèrent toutes leurs plumes, et que leur chair devint rougeâtre. — Deux poules nourries de la même manière commencèrent également à perdre leurs plumes au bout de quinze jours; bientôt elles n'en eurent plus, et elles périrent toutes deux à la fin du deuxième mois. Elles étoient entièrement décharnées, et leur corps étoit *rouge* comme celui des scorbutiques (1).

Volatiles attaqués du scorbut par du seigle gâté.

_______________

(1) Soc. roy. de méd. t. II. Hist. p. 301.

<table>
<tr><td>

Les bestiaux trop long-temps tenus à un fourrage sec et dans un pays montueux, présentent un scorbut qui se guérit par l'herbe fraîche, etc.

</td><td>

Des bœufs nourris d'herbes sèches et dans un pays montagneux, sont devenus sujets aux coliques, à un gonflement du ventre, et à une plénitude de sucs indigestes, dont on ne les a délivrés que par un traitement, consistant dans l'emploi des boissons acidules, ainsi que dans l'usage des herbes fraîches, données en petite quantité à la fois, et sur-tout dans le change-ment d'étables, et dans l'exposition de ces ani-maux au grand air (2). Ceux qui mouroient, avoient le cerveau, et quelquefois les pou-mons gangrénés.

</td></tr>
<tr><td>

Scorbut chez d'autres ani-maux soumis à un pâturage, ou trop humide ou trop sec.

</td><td>

Les moutons qui, en 1771, paissoient dans les pays bas et marécageux de la Picardie, se trouvèrent en général affectés d'une autre espèce de scorbut, dont les principaux symp-tômes étoient un engorgement œdémateux sur la mâchoire postérieure, une pâleur ex-traordinaire de la conjonctive, un pouls à peine sensible, une foiblesse radicale dans les organes du mouvement, la tuméfaction du ventre, et l'anorexie, laquelle cependant n'em-pêchoit pas que ces animaux ne continuassent de manger, jusques au moment d'expirer. Quelquefois, ils languissoient plus d'un mois avant de succomber. L'autopsie cadavérique fit voir la capacité abdominale pleine d'une

</td></tr>
</table>

_______________

(2) Soc. roy. de méd. 1776, p. 247.

cau limpide, le foie ramolli et macéré, et les divisions de la veine-porte dans ce viscère remplies de vers dits *fasciolæ hepaticæ*; enfin le sang étoit pâle et dissous (3). Ceux qui furent pris, et traités à temps, durent leur salut à une nourriture *sèche* que l'on substitua à leur pâturage trop humide, et de trop mauvaise qualité. Comme un pareil changement de régime fut utile aux moutons qui étoient atteints de la *maladie rouge* ( où il y a débilité, constipation, déjections alvines et rougeâtres, urines supprimées ou sanguinolentes, etc.), quand on les eut conduits dans des champs plus salubres, et sur-tout dans ceux où l'on avoit récolté du seigle (4), il faut croire que cette affection épizootique fut très-analogue au scorbut qui nous occupe, et qu'elle put encore attaquer d'une manière plus aiguë la même espèce de bétail par une cause opposée à la précédente, c'est-à-dire par une nourriture *trop sèche*, comme cela arriva dans l'été très-chaud et très-sec de 1775, qui amena une épizootie si violente parmi les bêtes à laine de la Beauce qui n'y buvoient point, et qui n'y broutoient que des herbes desséchées, que plusieurs d'elles pé-

---

(3) Soc. roy. de méd. 1776. Hist. p. 252.
(4) Idem. Mém. p. 332, 337.

rirent comme subitement, mais après avoir
éprouvé des étourdissemens, des déjections
sanguines par le fondement et les voies uri-
naires, et que M. l'abbé *Tissier* ne put en
arrêter ou diminuer la mortalité, qu'en mettant dans leur parc des baquets pleins d'eau
auxquels les moutons revenoient souvent,
parce qu'on y avoit ajouté un peu de sel (5).
Cette maladie, influencée par les fortes et
longues chaleurs, parut porter sa principale
impression dans les premières voies, du moins
à en juger par les évacuations alvines que ces
animaux éprouvoient pendant qu'ils étoient
en vie, et par le sang noirâtre qui, après la
mort, sortoit par leur bouche et leurs narines.

Scorbut par un trop long usage d'un aliment mêlé avec un grain altéré.

Ce que causent des alimens de mauvaise
nature, mais donnés seuls, peut encore être
produit par une nourriture, qui ne devient
mauvaise que par son mélange avec un autre
grain altéré. C'est ainsi que deux canards in-
gurgités d'alimens combinés avec de l'ergot, et
qui leur servirent pendant quelque temps de
seule nourriture, contractèrent une lésion
dans leurs parties molles, et même dans leur
bec, au bout de huit à onze jours, et dont
les symptômes, que l'on est autorisé à assi-
miler à ceux du scorbut de l'espèce humaine,

_____

(5) Soc. roy. de méd. 1776. Hist. p. 255.

furent un suintement de sérosité rougeâtre et jaunâtre, par les narines, la chute des plumes, le vertige et le dévoiement.

Un de ces volatiles présenta encore un point des muscles pectoraux *enflammé*, la partie inférieure du poumon droit gorgée d'un sang noir, la membrane pituitaire sphacélée, les intestins grêles enflammés par-tout, et gangrénés dans quelques points (6).

Cette même nourriture altérée a produit sur un cochon une affection encore plus semblable à notre scorbut. D'abord le bout de ses oreilles et les extrémités de ses pieds parurent *rouges* : puis ses jambes participèrent à cette couleur, qui fut encore plus intense. Dès-lors, queue et oreilles pendantes, et amaigrissement général, ensuite tension du ventre, puis gonflement des jambes qui deviennent *violettes*, froides et si foibles, que l'animal ne peut plus se soutenir qu'avec peine : bientôt l'intérieur de la jambe est enflammé; la foiblesse augmente; il survient étourdissement et démangeaison; les oreilles et la queue sont froides; et enfin le dévoiement s'établit, et la mort arrive bientôt après des convulsions (7).

---

(6) Soc. roy. de méd. t. II. Mém. p. 590, 594.

(7) Dict. des sc. méd. t. XIII, p. 176. —Soc. roy. de méd. t. II, p. 595.

Des effets analogues avoient déjà eu lieu sur un autre cochon qui s'étoit nourri, quoique avec répugnance, d'abord de son de froment, ensuite d'orge mêlée avec de l'ergot... Il mourut. On trouva une tache gangréneuse au foie ; une portion du mésentère, le jéjunum et l'iléum sur-tout étoient enflammés ; il y avoit sur la gorge et sous le ventre quelques boutons noirs, entr'ouverts, et par lesquels il sortoit une humeur rousse. (8). Enfin un troisième cochon, soumis aux mêmes expériences que le premier, présenta à peu près les mêmes phénomènes, hors le dévoiement... On voulut diminuer la dose de l'ergot, pour voir si l'on ralentiroit par ce moyen les progrès du mal... L'animal se *remit un peu*, et il est probable qu'il se seroit rétabli, si on ne lui eût pas donné de nouveau de l'ergot, et à hautes doses (9).

---

(8) Dict. des sc. méd. t. XIII, p. 175. — Soc. roy. de méd. t. II. Mém. p. 610.

(9) *Tissot*, Traité des nerfs et de leurs maladies, édit. in-12. *Genève*, 1783, vol. VI, p. 241. — Soc. roy. de méd. ibid. p. 599. — Si les *Schleger*, les *Vogel* (médecins), les *Model*, les *Parmentier* (pharmaciens), etc., ont écrit pour tranquilliser le public sur les mauvais effets de l'ergot, autrement appelé *Calcar*, *Clavus secalinus*, *Grana secalis cornicula nigra*, *Secale cornutum* ou *corniculatum*, *Secale luxurians*, *Secalis mater*, *Secale nigrum*, *Blé cornu*, *Clou*, *Faux seigle*, *Mère de seigle*, *Seigle cornu*,

On a vu des vaches, sur-tout celles qui
étoient placées dans les étables, le long des

---

*Seigle ergotisé*, etc. MM. les docteurs *Béguillet*, *Maret*,
*Duboueix*, etc., n'ont point été à cet égard, ni si rassurés,
ni si rassurans. Néanmoins, d'autres praticiens sont encore allés jusqu'à recommander l'usage à l'intérieur de ce
grain altéré dans les cas d'accouchement lent, par atonie
de la matrice, et cela peut-être d'après l'expérience d'une
dame *Dupille* ( Journ. de phys. t. IV, p. 144 ), qui en avoit
obtenu beaucoup de succès, et qui tenoit elle-même ce remède de sa mère. Mais est-il bien certain que ce remède,
pris en poudre ou en décoction, soit constamment sans inconvéniens ? Du moins, nous avons su qu'administré, l'an
passé, à une jeune étrangère, dont l'accouchement n'en
fut pas moins terminé par le forceps, il a été suivi de vomissemens, de douleurs d'entrailles et même de la mort.
Dernièrement encore, un de nos collègues nous a confié
que s'étant cru obligé, ensuite du conseil qu'on lui avoit
donné, de le faire prendre à une femme dont le travail
étoit sans effet, depuis quelques heures, il eut d'abord la
satisfaction de voir survenir une douleur si soutenue et si
efficace, qu'elle ne cessa qu'au bout de dix minutes, et par
l'expulsion de l'enfant ;... mais que depuis lors, la malheu-
reuse mère n'a discontinué de souffrir de violentes coliques utérines jusqu'à ce moment, qu'un marasme général et
une hydropisie colliquative la menacent chaque jour de la
mort. ═Peut-être parviendrions-nous à nous rendre ou plus
circonspects, ou plus hardis dans l'usage médical de l'ergot,
si l'on se remémoroit, 1.º que l'action délétère de ce faux
seigle est en général augmentée, lorsqu'il est mollasse
( car il n'est presque pas nuisible, après avoir sué, et après
avoir été desséché ), — lorsque sa farine est en même
temps chaude et humide, puisque le pain où elle entre, est
extrêmement plus dangereux, si on le mange au sortir du
four, — et enfin lorsqu'il rencontre dans l'estomac une

muraillés, refuser la nourriture pendant plusieurs jours, prendre le ventre météorisé, et rendre alors par le fondement un sang noir et épais. L'autopsie de celles qui moururent, présenta quelques *meurtrissures* dans les chairs, ainsi que des vaisseaux variqueux et ouverts, dans le bas-ventre (10).

---

saburre acide, qui en force la stagnation, et en exalte la propriété malfaisante, par la chaleur qu'il y éprouve ;

2.º Que ses effets ne se bornent pas toujours au système digestif, mais s'étendent encore aux organes consensuels ou voisins, sur-tout quand ils sont dans un état de travail et d'irritation, comme cela arrive, par rapport à la matrice, chez les femmes qui sont dans les douleurs de l'enfantement ;

3.º Que les qualités physiques du seigle ergotisé varient suivant le climat : car dans les contrées où son emploi est suivi d'accidens, sa substance intérieure est d'un blanc gris, collante, très-difficile à briser ; et de plus, elle exhale une odeur de moisi, et imprime très-sensiblement une saveur âcre sur la langue : tandis que dans les pays où l'on ne se plaint que rarement de ses mauvais effets, cette même substance est blanche, farineuse, exempte d'âcreté, etc.

4.º Enfin, que la première espèce d'ergot produit dans les climats froids le *raphania spasmodique*, et dans les climats chauds, le *raphania* ou *l'ergotisme nécrotique* ( *Plenk*, Toxicologia, p. 211 ). *Tissot* ( Traité des nerfs et de leurs maladies, t. VI, p. 244 ) attribue l'épidémie *convulsive* causée par l'ergot, au développement de l'action délétère dans les premières voies, et l'épidémie *gangréneuse* au passage de cette substance malfaisante dans la masse du sang.

(10) Soc. roy. de méd. t. III. Mém. p. 327.

Mais si l'on veut un cas bien caractérisé de scorbut dans les animaux, on n'a qu'à
recourir au deuxième voyage de *Cook* ( en
mars 1772 ), où il est dit (11) que les chèvres
et les moutons, etc., avoient leurs dents re-
lâchées, et que plusieurs de ces animaux
avoient tous les symptômes d'un scorbut in-
vétéré, dont un certain nombre périt, et que
les autres conservèrent d'autant plus long-
temps, qu'ils ne purent avoir les ressources
d'une nourriture convenablement changée et
fraîche.—On peut voir aussi l'histoire naturelle
du célèbre Buffon, qui raconte qu'une femelle
du petit orang-outang (le jocko) prit le scorbut
sur le vaisseau qui la portoit, et mourut un jour
après avoir été débarquée au Cap. Ses écoule-
mens périodiques cessèrent de paroître, dès
qu'elle commença à être malade; elle avoit
été pensive et mélancolique, et elle ne s'étoit
nourrie que de végétaux et de lait, et nullement de viande.—L'on eut lieu de remarquer
qu'un autre semblable individu, mais moins
morose, moins sédentaire, paroissant plus
content, et enfin moins astreint à une seule
et même nourriture, puisqu'il mangeoit généralement de tout, et qu'il buvoit même du
vin, ne prit point le scorbut, etc. ( Histoire

______________

(11) Edition in-8. de Lausanne, 1796, t. I, p. 202.

naturelle des orangs-outangs ). — L'affection
maladive à laquelle a succombé la lionne,
dont il est fait mention dans la collection aca-
démique ( partie étrang., t. III, p. 40 ), nous
paroît être un vrai scorbut, dont les causes
ont été l'air froid, l'inaction, une nourriture
animale trop abondante, et trop long-temps la
même, et dont l'impression, après avoir porté
principalement sur le foie, la rate, les glandes
du mésentère, le cœur, les muscles, et même les
os du crâne qui en avoient acquis, et un plus
grand volume et une consistance mollasse, finit
par déterminer une hydropisie et une fièvre
hectique. Le docteur *Greisilius* semble avoir eu
cette idée, puisque pour préserver de pareille
maladie les lions renfermés dans les ménage-
ries, il recommande un air chaud et sec, quelques mouvemens de colère, un lieu spacieux
et ouvert ( où ces animaux puissent trouver
une eau pure et courante, et même en chasser
d'autres qu'on y jetteroit dans cette intention ),
et enfin une nourriture bonne, mais entre-
coupée quelquefois par des jours d'abstinence,
et composée tantôt de viandes, tantôt de végétaux.

Venons-en maintenant à un exemple de
scorbut plus aigu, plus tranchant dans les
quadrupèdes. Trois chevaux, ayant été trois
jours sans nourriture, dévorèrent une quan-

lité considérable d'une terre imbibée d'urine humaine, et furent attaqués d'ulcères scorbutiques aux pieds, aux jambes, et ensuite par tout le corps. Ils moururent tous les trois; mais celui qui étoit le mieux nourri, périt le premier. Ces animaux d'ailleurs se trouvoient dans des circonstances énervantes et communes également aux hommes, parmi lesquels il régnoit aussi un scorbut épidémique (12).

L'état où commençoit à être un chien que le docteur *Valli* (13) avoit, pendant huit jours, nourri exclusivement de fromage et de viandes salées, et dont l'aboiement étoit déjà *sourd* et la démarche vacillante, comme s'il eût été empoisonné, n'auroit-il pas fini par présenter des symptômes fort analogues à ceux de notre scorbut, si l'on eût continué à le tenir et à le borner à la même nourriture? —Un chat que ce médecin italien avoit réduit au même régime, le soutint, il est vrai, pendant plus de deux semaines sans donner de pareilles marques de débilité; mais un autre animal de cette même espèce ne put pas résister aux suites d'une abstinence de dix-huit jours, dont effectivement il ne pouvoit pas se

_______________

(12) Ephém. des cur. de la nature, décad. II, an. VI, 1688, obs. 208.

(13) Saggio, etc. p. 85, 89.

rétablir, quoiqu'il mangeât après ce temps....
On le tua au bout de deux mois. On lui trouva
tous les viscères du bas-ventre dans un état
qui n'étoit sain qu'en apparence, car *ils étoient*
*mollasses, et leur volume étoit augmenté.*

Il auroit été à souhaiter qu'on eût décrit
l'état où se trouvoient les deux loirs appri-
voisés, que M. *Gouch* de Middelshaw vit
mourir pour les avoir nourris, l'hiver, le printemps et tout l'été, d'une seule et même nourriture ( de noisettes et de biscuits ). Un régime plus varié qu'il fit observer à un autre
loir, non-seulement le conserva, mais encore
le rendit moins susceptible des effets engour-
dissans du froid (14).

La mollesse des os que produit au printemps l'usage un peu soutenu du *gramen ossi-*
*frage* chez les animaux, qui en même temps
paissent dans des endroits humides et marécageux, ne seroit-elle pas l'effet d'une affection scorbutique que les habitans de la Nor-
wége savent combattre, en donnant à ces mêmes
animaux une nourriture absorbante contraire
à la végétale qu'ils ont prise, par exemple,
des os secs qu'ils cassent en petits morceaux
et qu'ils font avaler aux bestiaux malades (15)?

---

(14) An. de litt. méd. étr. t. XI, p. 179.
(15) Gaz. salut. 1771, n.º XXXVIII.

L'excroissance spongieuse qui vient au bord de l'uvée de plusieurs chevaux en Angleterre, et que *Richard Lower* dit n'avoir été mentionnée dans aucun auteur, ne seroit-elle pas encore au moins un symptôme scorbutique, d'autant plus qu'elle n'a lieu qu'au printemps, et dans les prairies où ces animaux ont, dans cette saison, une nourriture trop humide, et qu'elle disparoît quand on les met au fourrage sec (16) ? Voy. de nouveau p. 15 et 181.

Si nous voulions aller plus loin, nous aurions peut-être à ajouter que les animaux sont susceptibles de contracter une espèce de scorbut, que l'on est cependant bien loin de soupçonner, puisqu'il s'agit de cet embonpoint forcé, de cet engrais qui peut être produit, 1.º par *un usage excessif d'herbages*, dont le résultat n'est point une graisse ferme et de bonne consistance, mais bien une graisse molle *qui ne tient pas plus de trois mois, sans dégénérer en consomption* (17), ou 2.º par une nourriture consistant exclusivement et uniquement en lait mêlé avec le miel, et à l'aide de laquelle *Marcus Seius*, chevalier romain, et *Scipion Metellus*, l'ami de *Caton* d'Utique, ont appris à donner aux oies une graisse artifi-

---

(16) Collect. acad. part. étr. t. II, p. 123.
(17) Soc. roy. de méd. t. IX, Mém. p. 358.

cielle (18). C'est donc avec justesse qu'*Huxham*
(19) remarque que l'abus des fruits, comme
des pommes, etc., peut déterminer dans les
cochons une mollesse, une flaccidité grais-
seuse qui leur donne un *facies* scorbutique.
Cet état morbide est encore à craindre pour
l'homme qui seroit inactif, et qui ne vivroit
que d'une seule et même manière; il tombe-
roit infailliblement dans un degré de poly-
sarchie, et il ne trouveroit de remède à cette
surcharge fatigante de graisse, que dans un
changement de vie et de conduite. La la-
drerie et les affections adynamiques, où l'on a
vu tomber fréquemment les cochons nourris
long-temps, et presque exclusivement de
viandes de cheval ou de porc, ou maintenus
dans les fosses d'aisance où ils ne vivoient que
d'excrémens humains, n'étoient-elles pas des
affections scorbutiques, quoique de cause
différente? Leur chair étoit peu compacte, et
leur lard d'une qualité très-inférieure (20).

Finalement, l'effet des causes débilitantes
n'a pas plus chez les animaux que chez l'homme

---

(18) *Plin.* Hist. nat. lib. X, cap. 22.

(19) Treatise on the Devonshire's colic, p. 13. — V. me-
dical transactions, t. I, p. 183. — *De Haën*, Prælect. acad.
t. I, p. 314.

(20) Dict. des sc. méd. t. XXV, p. 281.

( 209 )

un résultat toujours identique et constamment
le même ; et tout comme il arrive qu'au lieu
de scorbut sous forme ordinaire, elles ne
décident chez ce dernier qu'une affection cutanée, comme la psorique, etc., de même on
a eu lieu d'observer que les animaux qui
mangent beaucoup de fruits (21), — que des
moutons, qui sont nourris pendant quelque
temps de fourrages altérés, — et que des chats
qui sont forcés à prendre plusieurs jours de
suite un, deux ou quatre gros de poudre d'if
( écorce et feuilles ) dans les vingt-quatre
heures, tombent dans un état de langueur ou
deviennent galeux ; et que les vaisseaux du
blanc de leurs yeux ( qui dans l'état de santé
sont d'un rouge vif ) pâlissent, et sont réellement un avant-coureur de maladies graves ,
qu'on ne prévient qu'en fortifiant ces animaux
par de meilleurs alimens (22), ou qui se présentent sous la forme d'une affection scorbutique *aiguë*, dont la terminaison funeste arrive au bout de quinze à dix-sept jours (23).

(21) *De Haën*, Prælect. acad. t. I, p. 314.
(22) Soc. roy. de méd. t. II. Mém. p. 572.
(23) Journ. de méd. t. LXXXIII, p. 216.

# CHAPITRE XII.

## *Temps du développement, et pronostic du scorbut.*

On ne peut pas trop déterminer le temps que le scorbut met à se manifester.

**N**ous ne connoissons que *Thomas Cawley* qui ait à peu près déterminé le temps après lequel le scorbut s'établit et se manifeste. Il est probable, dit ce praticien, que cette maladie ne se montre guère que dix semaines après que l'on s'est exposé à l'influence continuée des causes qui peuvent l'occasioner (1). — *Rouppe* (2) paroît très-éloigné de croire qu'il ne faille que cet espace de temps pour décider cette affection, qui, selon lui, peut ne point se développer chez les marins, quoiqu'ils s'astreignent constamment pendant trois, quatre mois, et même plus, à la même manière de vivre. Cependant il avoue que si après cette époque ils ne peuvent se procurer une toute autre nourriture, ils maigrissent, pâlissent et s'affoiblissent de plus en plus.

---

(1) Journ. de méd. angl. 1786, t. VI, part. IV, p. 298.
(2) De morb. navig. p. 315.

━ L'on pourroit encore avancer que *Syden-ham* (3) a regardé en quelque sorte l'espace de six semaines d'usage d'un régime constamment uniforme, comme suffisant pour voir s'établir la même maladie. Du moins voici ce que ce médecin anglais dit en parlant du scorbut: *Non illius obliviscendum arbitror, nullo anno* (1696) *majores de ventriculi imbecillitate querelas apud adultos fuisse, quibus ex sui cœtûs instituto tempore* quadragesimæ *piscium esus incumbit.*

Une précision quelconque ne nous paroissant point pouvoir encore être présentée comme le résultat d'une observation soutenue, et même la *variabilité* d'une infinité de circonstances, toujours différentes les unes des autres, semblant s'opposer à une telle détermination, nous nous contenterons de dire, 1.º que la saison la plus féconde en causes productrices du scorbut, particulièrement dans les hôpitaux, est celle où se trouvent plus ou moins réunis l'ennui, le chagrin, l'inaction des sujets, l'impureté de l'air, le froid ou la chaleur humide, et sur-tout la trop longue uniformité d'un seul et même régime ; 2.º que chez les Groenlandais, les Norwégiens, etc., qui vivent sur un sol ma-

---

(3) Tome II, page 99.

récageux, et sous un ciel brumeux, et qui ne mangent que du poisson gras et puant, le scorbut se manifeste plus lentement que dans les pays chauds ainsi que chez les sujets bilieux, qui se nourrissent d'alimens stimulans, principalement si ces derniers ont été constamment préparés dans des vaisseaux de cuivre; 3.º que cette maladie vient plus promptement chez les personnes qui ont une oppression habituelle ou un engorgement permanent d'un des viscères abdominaux; 4.º que les enfans et les jeunes gens qui ont le système digestif plus actif, sont ceux qui éprouvent le moins le scorbut, mais que quand ils l'ont, cette maladie parvenue au deuxième et troisième degré, fait des progrès très-rapides, parce que ces individus supportent difficilement la faim (4); et 5.º que néanmoins elle paroît en général être moins tardive à s'établir chez des animaux : car M. l'abbé *Tissier* assure l'avoir produite au bout de huit à onze jours, sur des canards qu'il avoit à cet effet nourris exclusivement avec de l'ergot.

Point de signe certain qui annonce l'invasion du scorbut.

Quant au signe précurseur du scorbut, les uns l'ont trouvé dans la tuméfaction des testicules, du moins chez les nègres (5); les

---

(4) *Favart*, Dissert. sur le scorbut, p. 14.
(5) Soc. roy. de méd. t. IV. Mém. p. 178.

autres dans la pâleur du visage, ceux-ci dans
un état de foiblesse, dans un air d'étonne-
ment que l'on éprouve le matin, lors même
qu'on a passé une bonne nuit (6), etc... Mais
il faut avouer que le symptôme primitif qui
annonce l'invasion du scorbut, devant varier
suivant l'âge, le climat, et tant d'autres circonstances, on ne doit pas être surpris de voir
*Murray* avancer que les nourrissons dont les
pères et mères sont arthritiques, et qui se
trouvent sous l'influence de l'acescence lai-
teuse, peuvent présenter alors, pour premier
symptôme du scorbut, une blennorrhée qu'il
n'attribue qu'au lait dont ces jeunes sujets
font leur seule nourriture (7). Au surplus, si
sa cause prochaine est réellement la foiblesse
de l'estomac, ainsi que le pensent la plupart
des médecins (8), ce n'est point de la lésion
de quelque organe consensuel qu'il faut partir,
pour préciser la date ou le temps de l'invasion
du scorbut, dont *Kramer* (9) a été jusqu'à
fixer l'apparition au moment du réveil, que
le malade commence à s'en plaindre.

---

(6) *Van Swieten*, Comment. t. III, p. 601. — Journ. de
méd. t. LI, p. 253.

(7) *Frank*, Delect. opusc. med. t. II, p. 13.

(8) Com. Lips. t. XXVIII, p. 413.

(9) *Haller*, Disput. etc. t. VI, p. 145.

Pronostic du
scorbut.

Enfin le scorbut est supposé établi... Il est question de le combattre... Mais avant d'en venir aux moyens de traitement, il nous sembleroit utile et avantageux de faire une énumération précise et rapide de ses signes pronostics; cependant, comme nous en avons déjà parlé dans le cours de cet ouvrage ( v. p. 95, 106, 125, 177), nous nous bornerons aux généralités suivantes.

1.º Plus les scorbutiques ont été, ayant leur maladie, éloignés de la contracter, plus ils se ressentiront de ses effets, quand une fois elle sera bien établie; toutefois encore, dans ce dernier cas, la gravité du scorbut sera toujours proportionnée au régime mauvais qui aura remplacé le bon. De plus, quand le scorbut est enraciné ou *habitué* chez un sujet, il peut survenir une guérison, mais elle ne sera que momentanée : le scorbut se développe de nouveau à la moindre occasion, et c'est alors qu'il attaque facilement les os (10).

2.º Les personnes naturellement grasses, propres et actives, sont moins facilement et moins long-temps affectées du scorbut, que celles qui sont moroses, sédentaires, peu soigneuses à changer souvent de linge, et dont les viscères abdominaux sont déjà dis-

---

(10) Com. Lips. t. XII, p. 289.

posés à tomber dans l'inertie et dans un état d'engouement, d'infarctus, comme cela arrive aux hypocondriaques.

3.º Ceux qui habitent des endroits humides, ou qui respirent un air mou et peu renouvelé, ont d'autant plus de peine à se débarrasser du scorbut, que ces mêmes circonstances en augmentent l'intensité, et qu'elles en favorisent la récidive.

4.º Plus le scorbut est prompt, plus il porte sur les gencives et les viscères abdominaux; plus il est lent, plus il a de tendance à compromettre les systèmes glanduleux, sérifère et cutané.

5.º Le scorbut, par l'usage soutenu de certains remèdes actifs et dont l'impression se fait directement sentir sur l'estomac, etc., est plus facile à être produit que celui qui résulte de l'abus d'une seule et même espèce d'alimens; et ce dernier s'établit plus volontiers, plus promptement et avec plus de gravité, quand il est le résultat de la continuation trop longue d'un régime ordinairement mauvais, que quand il vient à la suite d'une manière de vivre généralement salutaire.

6.º Le scorbut alkalin, ou chaud, ou animal, est plus à craindre et plus dangereux pour les personnes maigres, bilieuses et colériques, et les symptômes en sont pour la plupart plus tranchans et plus ostensibles. L'acide, ou froid, ou végétal, est plus à appréhender pour les flegmatiques, pour les jeunes sujets, et il se complique plus facilement de lésion à l'intérieur, d'engorgemens lents et glanduleux, etc.

7.º Le scorbut de mer est plus souvent putride que celui de terre, qui toutefois est plus opiniâtre, et qui même peut être plus rapide dans sa dernière période; et l'un et l'autre se développent plutôt ou plus tard, suivant que la transpiration est plus ou moins dérangée, et que la saison abonde plus ou moins en fièvres intermittentes. Le climat influe encore sur la gravité du scorbut, qui est effectivement plus benin sous la zone torride que dans les régions polaires (11).

8.º Le scorbut des enfans à la mamelle se combat assez facilement par les anti-scorbutiques donnés à leurs nourrices : celui des enfans un peu plus avancés en âge, et dont les extrémités inférieures sont plus souvent intéressées dans le printemps, guérit moins facilement, quoiqu'il soit vrai de dire qu'ils peuvent, comme les premiers, obtenir de très-bons effets du changement d'air, qui, en

---

(11) Ann. de litt. méd. étr. t. XVI, p. 260.

général, est pour les uns et les autres le meilleur remède.

9.º Chez les adultes, chez ceux sur-tout
qui usent beaucoup d'alimens salés, et qui
habitent les climats chauds, les extrémités inférieures sont moins éprouvées, à moins cependant qu'il n'y ait désorganisation dans un
de leurs viscères abdominaux.

10.º Parmi les femmes qui sont plus ou
moins gravement fatiguées par le scorbut,
celles qui continuent d'être réglées, en souffrent le plus. Celles qui pendant leur grossesse
sont exposées à prendre cette maladie, ont à
craindre pour leur système pulmonaire, et
encore plus pour leur système utérin, comme
le prouve l'observation de *Haller* (12), où il
est question d'une dame qui avant son mariage
se portoit bien, quoiqu'elle mangeât beaucoup
d'alimens crus, mais qui depuis cette époque
eut une fausse couche et des infarctus sanguins dans la poitrine, et principalement
dans la matrice, huit jours après son accouchement, lequel avoit été précédé d'une grossesse très-orageuse, à raison de la toux, de
l'hémoptysie, des douleurs de poitrine, etc.

______________________________________

(12) Disputat. t. IV, p. 748.

# CHAPITRE XIII.

## *Thérapeutique du scorbut.*

Point de spé-
cifiques contre le
scorbut, hors le
changement de
vie.

QUE de conseils donnés, que de recettes prescrites, que de remèdes administrés, et que de procédés suivis pour guérir le scorbut! Et cependant, d'après la variété et la différence des causes et des symptômes de cette maladie, qu'une infinité de circonstances modifient encore, l'on est fondé à admettre que tous les anti-scorbutiques proposés jusques à présent, ne sont pas toujours infailliblement tels; et à croire que la plupart de ces remèdes ne méritent guères plus de confiance que les secours que l'on s'est imaginé un temps de trouver dans la chirurgie infusoire (1). Car, sans changement de vie (2), il n'est point de

___

(1) *Waldschmidt*, Op. med. t. II, p. 288. — C'est probablement à l'incertitude où l'on étoit sur l'efficacité de tous les anti-scorbutiques, que l'on doit attribuer le silence qu'*Eugalenus* a gardé au sujet du traitement du scorbut, sur lequel il a si bien disserté. *Haller*, Disput. etc. t. I, p. 457.

(2) All of which ( putrid gums, dry skin, etc.) were re-

vrais anti - scorbutiques. C'est sans doute
l'omission de cette mutation dans le régime
qui ôtoit à *Whilt* la satisfaction de *guérir
parfaitement* ceux de ses malades dont la
constitution étoit réellement altérée par un
vice scorbutique, et auxquels cependant ce
médecin prescrivoit l'usage fréquent du quinquina, des amers, des élixirs vitrioliques, etc.
sans oublier l'exercice (3). — C'est sans doute
encore l'impossibilité de l'opérer dans les hôpitaux d'Alexandrie ( où tous les vices de localité favorisoient et entretenoient une humidité constante ), pendant que nos troupes
éloient obligées de lutter au-dehors contre
une masse d'ennemis puissans, et au-dedans
contre la disette des choses les plus nécessaires à la vie ( de l'eau même ), qui a été la
principale cause de l'opiniâtreté du scorbut

---

moved by a change of *diet*, exercice and free perspiration.
*Wilson*, ouv. cité, p. 196. — *Huxham* tend manifeste-
ment vers cette idée, quand il dit que le scorbutique demande un air plus libre, des *alimens nouveaux*, ou au
moins une *nouvelle manière de les apprêter*. Nautar. in
cursib. conserv. method. ( à la fin de son livre de *febribus*.
*Venetiis*, 1765, p. 170 ). — Outre les effets surprenans,
dit *Lind* ( Traité du scorbut, t. I, p. 167 ), du changement d'alimens, dans la guérison des scorbutiques réduits
à un état déplorable, la plus petite variation de la nourriture contribue puissamment à prévenir cette maladie.
— Voyez encore *Retz*, Nouvelles instruct. 1786, p. 105.
(3) *Whilt*, Mal. nerv. t. II, p. 207.

et de la mortalité des scorbutiques (4). — Au reste, cette imputation avoit déjà été faite, dans des circonstances moins critiques et moins pénibles, aux hôpitaux de St-Pétersbourg, où l'on a pareillement observé que cette maladie cachectique faisoit plus de ravages que parmi le peuple, et cela probablement parce que tous les malades y étoient également et long-temps soumis aux mêmes remèdes, aux mêmes alimens, etc. De pareils événemens ne doivent point étonner : car dans toutes ces occasions fâcheuses, la continuation d'action des puissances nuisibles et asthéniques qui font éclorre les épidémies, le scorbut, etc., donne encore lieu à l'augmentation de ces mêmes maladies, ou bien à une diminution dans la réaction de nos systèmes, qui ainsi deviennent pareillement plus disposés à recevoir l'influence des premières causes affoi-

Les anti-scorbutiques doivent être acides ou alkalins, suivant la nature du scorbut.

blissantes (5). En conséquence, comme la base du traitement en général doit être subordonnée d'une manière contradictoire au régime auquel les malades ont été soumis jus-

---

(4) Dans ces cas, les alimens ne doivent pas seulement être regardés comme des substances nourrissantes, mais encore comme des substances médicamenteuses, *altérantes*, et agissant d'abord sur l'estomac par leur impression fortifiante.

(5) Bibl. bronn. German. t. IV, p. 40.

ques alors, l'on doit avouer avec le père de la médecine, qu'il est clair que *le régime d'un chacun est la cause de son mal...*, que la cure doit s'obtenir alors en faisant le contraire de ce qui a produit la maladie...., et qu'il faut changer de manière de vivre (6). Aussi se trouve-t-on autorisé à admettre avec *Boerhaave*, que généralement les acescens conviennent aux constitutions alkalescentes, et les alkalescens aux constitutions acescentes (7). Comme encore l'état de l'air entre pour beaucoup dans le régime, il faut également penser que pour le traitement efficace du scorbut, il est nécessaire de faire éprouver un changement dans sa température. Ainsi, le sujet qui est devenu scorbutique dans un pays froid se trouvera infiniment mieux en gagnant un pays chaud, et *vice versâ*. C'est à l'aide de ce changement d'air que l'on peut concilier *Lind* et *Rouppe*, dont les assertions, relativement à l'influence du climat, paroissent réellement opposées l'une à l'autre (8). Combien donc ne doit-on pas être étonné, avec l'observateur

---

(6) Œuvres médicales d'*Hippocrate*, trad. par *Gardeil*, t. I, p. 125.

(7) *De Haën*, Prælect. t. II, p. 402.

(8) *Lind*, Traité du scorbut, t. II, p. 219. — *Rouppe*, De morb. navig. cap. I, p. 61.

qui nous a donné un journal intéressant des maladies survenues dans la petite escadre envoyée en 1721 par la compagnie hollandaise, pour aller à la découverte de nouvelles terres australes (9), de la prétention qu'ont quelques médecins de vouloir préserver du scorbut tous les vaisseaux qui s'en tiendroient scrupuleusement à leurs simples instructions, lesquelles sont d'autant plus vicieuses, qu'elles n'indiquent point de modifications dans l'emploi des moyens qu'ils conseillent, suivant les circonstances qui peuvent en exiger. Toutefois ces mêmes médecins devroient réfléchir qu'il n'y a point d'autres remèdes préservatifs de cette maladie, que ceux qui sont d'une nature opposée aux moyens mêmes qui ont manqué d'effet dans les longs voyages ; et que l'abus de ceux que l'on s'est plu d'appeler *anti-scorbutiques* par excellence, a produit quelquefois le scorbut chez ceux qui y avoient la moindre disposition. Enfin, ne croyons point que les substances qui se trouvent avantageuses et efficaces contre cette affection, la guérissent toujours en dénaturant les humeurs et en s'y mêlant ; car s'il en étoit ainsi, la cure en seroit toujours très-constante et très-prompte ; mais c'est une bonne nourriture, une facile

*Des vrais anti-scorbutiques.*

(9) *De Haën*, Rat. med. pars 8.ª , cap. IV, p. 156.

( 225 )

digestion, c'est un air pur et sec, c'est une série de distractions agréables, c'est enfin l'accroissement de l'irritabilité des fibres qui opèrent la guérison (10).

La propriété anti-scorbutique n'existe pas indifféremment dans toutes les plantes, en supposant même que le scorbut exige les végétaux ; et c'est en quoi *Pinel* a eu tort de faire un reproche virulent à *Brown*, de ce que celui-ci nioit qu'on pût le guérir par l'usage seul des plantes et des racines potagères (11) : car non-seulement il a existé des cas de cette maladie, où les anti-scorbutiques âcres ont dû être préférés aux végétaux doux et acides ; mais quelquefois encore, on a été obligé de recourir aux alkalins proprement dits pour combattre cette cachexie. De plus, il a été des circonstances où les malades se sont mieux trouvés, par exemple, des oranges amères que des citrons, qui nuisent assez souvent à l'estomac, et dont il convient alors d'adoucir l'âpreté par l'addition du sucre et du vin (12), sur-tout quand l'on a affaire à des sujets pituiteux ; et c'est avec raison que *Gardanne* (13) dit que les anti-scorbutiques



(10) Soc. roy. de méd. t. IV, p. 153.
(11) Nosog. philos. 1.re édit. t. II, p. 203.
(12) *Buchan*, Méd. dom. t. III, p. 186.
(13) Maladies des créoles en Europe, p. 133 et 134.

doivent varier nécessairement suivant les tempéramens, et que les âcres sont pour les flegmatiques, les amers pour les mélancoliques, et les acides pour les bilioso-sanguins. Conséquemment, il faut conclure que ce n'est pas par leur partie précisément acide que les végétaux agissent favorablement contre *tous* les scorbuts : autrement, l'on ne verroit pas ceux qui font des excès en vins acides ou doux, prendre cette maladie. En outre, dans les cas mêmes où ils sont indiqués, on a remarqué que mangés *frais* et *crus* ils ont été les plus efficaces (14), ce qui fait penser que leur coction et leur dessication les rendent moins utiles, en les privant d'un principe actif, volatil, et dont probablement la nature est alkaline. Cette idée est d'autant plus juste, que l'on a vu que les végétaux donnés *cuits* aux enfans de l'hôpital de Moscow, leur étoient peu avantageux, tandis que mangés *crus* ils étoient suivis d'un succès bien sensible (15), ainsi que les oignons, les pommes de terre et autres racines, dont l'emploi, sous la même forme naturelle, a combattu fort bien le scorbut (16). Il est donc vrai de dire ( avec ceux

---

(14) Gaz. salut. 1770, n.° XIII.

(15) *Mertens*, Obs. méd. t. II, p. 122, 124.

(16) *Mertens*, idem. — Journ. de méd. t. LXXIV, p. 460. — Journ. de méd. angl. 1785, 4.ᵉ part. p. 170.

( 225 )

qui prétendent que les végétaux agissent comme anti-scorbutiques par leur principe muqueux, que la fermentation, la dessication et l'action du feu dénaturent ou leur font perdre ) qu'*une partie* de ce corps muqueux ne suffit point, mais qu'il faut que les malades le mangent en entier, et que *l'analyse* s'en fasse dans leur estomac (17). Car, remarquons, en passant, que le suc de plusieurs plantes, dites *anti-scorbutiques*, ne produit presque pas de sensation sur la langue, tandis que la vapeur répandue dans l'endroit où l'on pile, par exemple, le cochléaria, est des plus fortes : ce qui nous prouve, encore une fois, que le simple broyement altère un végétal, et que la seule dessication est une circonstance qui ne milite pas en faveur du régime végétal sec proposé par M. *Poissonnier-Desperrières*, lequel d'ailleurs ne l'auroit sans doute pas autant recommandé, s'il eût lu dans *De Haën* (18) que les végétaux non succulens, mais desséchés, comme les pois, etc. n'avoient point réussi contre le scorbut qui avoit régné dans les villes assiégées, et s'il eût pensé à l'analogie que cette espèce de légumes a avec les fèves que les Pythagoriciens, d'après l'ex

---

(17) Soc. roy. de méd. t. IV. Mém. p. 173.
(18) Rat. med. t. IV, p. 146.

périence et la doctrine des prêtres égyptiens et des flamines de Rome, abhorroient, et qui sont de tous les farineux les plus contraires aux mélancoliques (19). *Voy.* ci-dev. p. 111.

Tout ce qu'on a dit des végétaux, est applicable aux viandes, qui dans le scorbut *végétal* agissent aussi bien que les plantes dans le scorbut *animal*, et dont l'apprêt peut encore faire varier les propriétés, puisque l'on a vu des scorbutiques, dont l'estomac étoit favorablement sollicité par quelques salaisons. Au surplus, une observation assez importante à faire ici, c'est que, quoique nous ayions avancé que le régime végétal, plus ou moins exclusivement adopté, étoit plus tôt ou plus tard suivi d'une affection scorbutique ; il n'est pas à dire que pour guérir cette maladie il faille toujours nécessairement et brusquement passer au régime animal, et *vice versâ*, etc. : car il suffit quelquefois que, sans quitter décidément la première manière de vivre, l'on recoure à l'emploi d'un excitant non ordinaire. C'est ainsi qu'une femme, ne se nourrissant presque

Les anti-scorbutiques agissent comme toniques.

***

(19) Peut-être les inconvéniens de l'usage de ces légumes secs auroient-ils été moindres, si on l'eût accompagné de celui de l'eau distillée, à l'aide de laquelle on a cru pouvoir favoriser les effets des végétaux comme anti-scorbutiques. An. de litt. méd. étr. t. X, p. 495.

uniquement que de végétaux, et se voyant en conséquence attaquée d'une forte et désagréable éruption au visage, put s'en débarrasser par l'usage du quinquina en substance, toutefois encore, après avoir rendu son estomac plus susceptible d'une impression fortifiante, par l'emploi antérieur des purgatifs et des mercuriaux (20). Il est donc hors de doute que les anti-scorbutiques, tirés soit du règne végétal, soit du règne animal, etc., agissent en stimulant; et c'est en les considérant comme toniques, que nous allons encore nous en occuper plus spécialement.

Le traitement stimulant, indiqué par le scorbut, doit varier suivant le degré et l'époque de la maladie. En effet, dans le principe, la moindre variation que l'on feroit éprouver au régime, pourroit arrêter cette cachexie, et ce n'est que sous le rapport de cette mutation que l'on peut convenir de l'utilité possible de la saignée chez les plétoriques, qui présentent des signes d'engorgement phlogistique; — qui se sont vus délivrés ( peut-être subitement ) d'une évacuation sanguine habituelle, —et qui se trouvent en outre, dans le moment, sous l'influence d'une constitution atmosphérique

Cas, assez rares, où l'on peut recourir à de légères saignées et à de doux purgatifs.

---

(20) Med. observ. and inquiries, t. I, p. 190. — *Chambon*, Observ. clinicæ, p. 381.

froide et sèche. Car ce moyen, en changeant la manière d'être des solides avec les fluides, peut disposer davantage à l'effet des autres remèdes toniques que l'on emploie simultanément, ou immédiatement après (21). On doit raisonner de même pour les purgatifs dont l'application dans le commencement est utile, en ce qu'elle ouvre le ventre, et prépare à l'emploi des stimulans qui n'agiroient pas (du moins en bien) sur les premières voies, s'il y avoit saburre. Ce n'est que d'après cette manière de voir que l'on peut être de l'avis de M. *Fournier-Choisy* (22), qui, pour établir un dévoiement artificiel, et remplacer la transpiration, conseille beaucoup les évacuans et les purgatifs, lesquels au reste doivent être très-doux, ainsi que le conseillent les médecins de Breslaw (23), sur-tout s'il reste un état maladif dans le système abdominal, ou une constitution dyssentérique, dans lesquelles circonstances on a vu le flux dyssentérique s'établir ou se renforcer, et emporter les malades (24).

---

(21) Com. Lips. t. XVII, p. 101.

(22) Maladies par le desséchement des marais, in-4.° *Bordeaux*, 1775, p. 26, 28.

(23) Hist. morb. Vratisl. p. 320.

(24) Journ. de méd. angl. 1786, t. VI, p. 300.

L'administration de l'un ou l'autre de ces remèdes, que l'on suppose indiqués, nous ramène à ce que nous avons dit sur un de leurs bons effets, celui de favoriser l'établissement de la moindre mutation à désirer dans l'état des individus disposés, ou en proie au scorbut, et de préparer le système digestif à l'action avantageuse du moindre tonique, du quinquina, par exemple, donné à l'intérieur, et au sujet duquel nous ajouterons qu'en général il est autant nuisible dans le commencement de cette affection morbide, qu'il est avantageux, lorsqu'elle est confirmée (25). Le docteur *Bruce* a fait la même remarque relativement au vin donné dans le principe du traitement anti-scorbutique ; car il l'a vu alors donner lieu à la constipation, qu'il combattoit toutefois par la seule prescription de la drèche (26). D'ailleurs, il est une observation importante à faire, c'est que dans les obstructions quelconques, et conséquemment dans les infarctus scorbutiques des viscères abdominaux, il faut mettre en usage les relâchans, avant de songer à l'emploi des toniques, des stimulans, dont nous avons dit encore que l'action étoit facilitée et augmentée par la

Précautions à observer dans l'emploi des toniques.

----

(25) Com. Lips. t. XVII, p. 607.
(26) Med. observ. and inquiries, t. V, p. 70 et 71.

précaution dont nous venons de parler, qui a été bien recommandée par *Hippocrate* et son commentateur *Martien* (27), dans le traitement des rateleux, et sans laquelle il est souvent arrivé que ces remèdes, auxquels on a eu recours de suite ou trop tôt, n'ont eu aucune efficacité, et qu'ils ont plutôt nui, ce qui a nécessité leur suspension, pour s'occuper à laisser remplacer le spasme que leur action avoit excitée, par un relâchement subséquent, qui seul a, de temps en temps, suffi pour combattre et détruire la maladie (28); et il est à présumer que c'est par un semblable effet que les végétaux frais, que les sucs d'oranges, de citrons, etc., donnés contre le scorbut qui a succédé à l'usage des salaisons, y sont beaucoup mieux indiqués que le quinquina et autres toniques plus actifs, sans produire, comme ces dernières substances, une constipation opiniâtre (29).

Utilité de la *variété* dans les moyens curatifs. La *variété* des moyens à employer dans l'imminence, et dans l'établissement du scorbut, est tellement utile, que *Hunderson* (30) con-

---

(27) Magnus Hippocrates Coüs, Prosper. Mart. p. 57.

(28) *Rudolphi Zaffii* synopsis, observ. med. de select. med. viribus. *Lugduni Batav.* 1751, p. 8.

(29) Thesaurus Thes. Edimb. —*Ferris*, De putrid. sang. p. 526.

(30) Nouvelles de médecine, t. II, p. 105.

seille d'en apporter jusque dans les heures du repos, ainsi que dans la quantité comme dans la qualité des alimens (31), ce dont, au rapport de *Ramazzini* (32), s'étoient déjà bien trouvés les habitans du territoire de Modène, qui se voyant affoiblis et malades de l'usage trop prolongé du poisson, virent leurs forces rétablies, et leur état fébrile dissipé par l'emploi des oignons et des aulx en alimens (33). On dira encore que plus la mutation du régime sera aussi tranchante que possible, plutôt le scorbut disparoîtra; c'est pourquoi le docteur *Aaskow* (34) eut lieu d'observer que le concours de tous les moyens convenables (joints à l'influence d'une saison favorable) le dissipa plus promptement qu'il n'avoit encore eu occasion de le remarquer.

En procédant au changement du régime qui, par l'établissement de l'affection scorbutique, a dû être affoiblissant, il faut suivre à peu près la marche que tiennent les Brouniens

---

(31) *Hoffmann*, t. IV, p. 385 et 386.

(32) Opera, etc. p. 123.

(33) Les prêtres égyptiens, instruits de l'avantage d'une mutation dans la manière de vivre, observoient un régime beaucoup plus *mixte* que celui du vulgaire, qui faisoit un abus de poissons; et ils s'en portoient aussi beaucoup mieux que les autres.

(34) Diarii, etc. an. 1, p. 108.

pour le traitement d'une maladie par foiblesse directe ; il faut commencer à employer les stimulans légers ( *præmissis præmittendis* ), et aller graduellement à de plus actifs. Car plus long-temps nos corps ont été privés de leurs stimulus naturels, ou non naturels et habituels, plus leur irritabilité s'accumule, de manière à ce qu'ils se montrent très-sensibles à l'impression du moindre stimulus, qui dans un corps bien portant ne feroit que très-peu de chose. La conduite qu'indique ce principe, est sur-tout à tenir pour l'usage des alimens, même les plus appropriés, mais dont il faut se donner bien garde d'ingurgiter les scorbutiques. Ce fut sans doute l'inobservance d'une pareille réserve qui fit que du temps d'*Avicenne*, les habitans de Boschara ( en Perse ) se trouvèrent mal de l'abondance en pain et en viande, qui succéda à une famine, pendant laquelle ils ne s'étoient nourris que d'herbes ou de racines : et ce fut sans doute encore le défaut d'une semblable précaution qui rendit si funeste le débarquement dont il a été parlé à la page 128. On peut voir de plus dans *Gilbert* (35), un exemple des mauvais effets d'une

______

(35) Hist. méd. de l'armée française à St-Domingue, en l'an X, p. 39.

transition trop subite de l'usage des viandes
salées à celui des végétaux frais.

Cette attention dans l'emploi gradué de
tout stimulant, dont l'abus peut être terrible,
même chez les scorbutiques guéris, mais qui
ont eu la diarrhée (36), doit aussi avoir lieu
relativement à l'air, dont le renouvellement
et la pureté, quoique très à désirer, ne doivent être obtenus que peu à peu. Car c'est au
passage trop subit à un air moins inquiné,
qu'il faut attribuer l'influence souvent désa-
vantageuse dont on l'a vu quelquefois suivi,
et d'après laquelle quelques auteurs ont conseillé de l'éviter, et même de lui préférer momentanément un air impur (37). N'avons-
nous pas déjà fait observer ( page 127 ) que
l'atterrage, ou ce qui est la même chose, que
le changement de l'air de mer contre celui de
terre, est au moins pénible aux scorbutiques,
sur-tout quand ils sont au dernier degré de
leur maladie ?

Le changement d'air ne doit pas non plus être brusque.

Enfin l'état du moral exige de semblables
ménagemens ; car la trop grande joie, par
exemple, fait plus de mal à une personne

Semblables ménagemens pour changer l'état du moral.

---

(36) Journ. de méd. angl. 1786, p. 300.
(37) *Brera*, Sylloge, t. IV, p. 241.

attristée, qu'à un autre qui ne s'est point laissé décourager (38).

*Utilité du chan-*
*gement des re-*
*mèdes.* Conformément au même principe, nous avons souvent prescrit avec utilité le changement des meilleurs toniques, mais dont l'usage trop soutenu avoit provoqué l'inefficacité, et quelquefois leur remplacement par des moyens moins énergiques, et dont l'action douce et bénigne préparoit sans doute nos malades à retirer plus d'effet d'autres remèdes plus excitans qu'ils prenoient ensuite. C'est ainsi que dans le scorbut *acide*, dans celui où les alkalins paroissent convenir le plus, il peut arriver qu'un usage un peu long de ces dernières substances rende leur action comme habituelle et presque nulle, et que dans cet état des choses, il est avantageux de leur substituer momentanément des remèdes, même acides, qui par la nouveauté de leur impression, seront plus capables de susciter ou réveiller dans nos organes des oscillations salu-

*—des boissons.* taires. Cette alternative ou ce remplacement dans l'administration des moyens thérapeutiques doit également s'appliquer anx boissons, pour en régler et modérer l'activité. Car si elles ont été jusque-là spiritueuses, il

(38) *Gianini*, Mém. de méd. t. I, p. 144.

est convenable de les échanger contre de plus aqueuses. Cette conduite est autorisée par l'avantage que l'on a retiré des infusions simples de vulnéraire, substituées à l'eau-de-vie ( journellement administrée ), et à l'aide desquelles on a arrêté les progrès que le scorbut faisoit sur un bâtiment négrier (39). Si, d'un autre côté, la boisson ordinaire a été peu stimulante, elle deviendra inerte, lorsque la maladie sera plus avancée. C'est ainsi que les bons effets qu'avoit obtenus le docteur *Aaskow* (40) ( dans le principe du scorbut ) de l'infusion d'orge brûlée, n'avoient plus lieu dans les autres périodes de cette maladie.

Nous ne devons point finir l'article des boissons sans parler des eaux minérales, auxquelles *Hoffmann* a eu quelquefois grande confiance dans le traitement du scorbut, contre lequel avoient été déjà employées avantageusement les eaux de Spa, par exemple, bues dans l'été, coupées avec un tiers de lait, et continuées près de trois mois par un anglais (41). Néanmoins *Bordeu* (42), quoique un grand partisan des eaux minérales, nous



(39). Journ. de méd. t. XXIII, p. 360.
(40) Collect. soc. haun. t. I, p. 61.
(41) *Rudolphi Zaffii*, Synops. obs. med. p. 59.
(42) Mal. chron. p. 302.

avoue que celles de Bagnières, Bonnes et Barèges, ont donné la mort à trois scorbutiques. Cette différence dans le résultat de l'emploi des eaux minérales, doit engager à n'y recourir qu'avec la plus grande circonspection, quand il s'agit de les donner dans le scorbut, et à imiter en cela *Piquer* (43), qui a blâmé *Hoffmann* de les avoir trop exclusivement prescrites dans cette maladie. Cependant, nous avouerons qu'il n'est peut-être pas difficile de concevoir que ces eaux peuvent être très-avantageuses dans le scorbut opiniâtre (44), en ce qu'elles doivent exciter sur l'estomac une impression sensiblement différente de celle que cet organe recevoit de la manière trop uniforme dont les malades vivoient auparavant, et en ce que d'ailleurs elles nécessitent réellement un régime presque opposé à celui qui a été observé jusqu'alors.

De l'usage du lait et du petit lait, etc. Une substance qui est intermédiaire entre la boisson et l'aliment solide, c'est le lait que l'on a vu tantôt réussir, et tantôt être inutile dans le scorbut, et même le provoquer lorsqu'on en avoit fait usage trop de temps (45);

---

(43) Prax. med. t. II, p. 205. — *Boerhaave*, De morb. ocul. p. 153.

(44) *Hoffmann*, t. III, p. 377.

(45) *Rudolphi Zaffii*, etc. ibid, p. 8.

mais en général, l'on peut dire que toutes les fois que l'on en a retiré d'heureux effets, c'étoit toujours lorsqu'il y avoit des signes de spasme, d'irritation, d'érosion et d'ulcération (46), signes qui probablement indiquoient que le régime tenu jusqu'à cette époque, avoit été âcre, et que c'étoit à ce régime qu'ils devoient leur naissance. Car l'on notera bien que le lait et le petit-lait ont été sur-tout d'un emploi avantageux, lorsqu'on avoit déjà administré inutilement quantité d'anti-scorbutiques ordinaires. C'est indubitablement dans cette occurrence que *Pitcairn* a eu du succès en faisant soumettre ses malades à la diète blanche (47), tandis que dans des cas contraires *Morton* l'a regardée comme très-nuisible (48). Au surplus, lorsque le lait est indiqué dans le scorbut, et que cependant il ne montre aucune efficacité contre cette maladie, on peut espérer de faire cesser son inertie, en changeant le pâturage des mammifères qui le fournissent, ou en nourrissant ces animaux avec des herbes convenables, comme avec de l'ortie piquante, etc. (49). L'on n'oubliera

----

(46) *Hoffmann*, t. III, p. 378.
(47) *Weikard*, Elem. di med. prat. t. II, p. 192.
(48) *Roucher*, Médecine clinique, t. II, p. 178.
(49) Voyez *Haller*, Disput. etc. t. VII, p. 243.

point que le lait variant sensiblement, suivant que l'animal qui le donne, n'est que frugivore, ou qu'il est nourri et de viandes et de végétaux, on peut préférer l'un ou l'autre, suivant que le scorbut que l'on a à combattre, est ou acide ou alkalin. Voyez page 41.

*Les topiques doivent aussi être souvent variés.* Le docteur *Le Camus* avoit déjà utilement eu recours à l'usage alterné, et au changement des topiques pour les œdèmes et les douleurs scorbutiques des jambes, contre lesquelles effectivement il a conseillé les fumigations acidulées et ammoniacées, qu'il faisoit suivre immédiatement de l'application d'un liniment huileux. Cette combinaison de moyens plus ou moins opposés doit être utile en sollicitant et en nécessitant, dans les parties sur lesquelles on les applique, un état alternatif de contraction et de souplesse, au moyen duquel les fibres reprennent et manifestent leur ressort. Du moins les huileux seuls ne nous ont paru calmer que pour quelques instans les symptômes dont il est ici question : leur action finie, nos malades se plaignoient davantage de tiraillemens douloureux dans leurs extrémités inférieures. Toutefois il est bon d'ajouter que les frictions d'huile de lin chaude ont eu, dans certains cas, un résultat assez avantageux ; mais en même temps, on fera observer que le scorbut où ces frictions opéroient ainsi en bien, avoit lieu dans un pays froid.

La pratique dont il vient d'être parlé, est
encore recommandée par *Lind* et *Hulme*,
ainsi que par *Tourtelle* (50) et *Roucher* (51),
qui conseillent expressément l'emploi successif, ou au moins simultanée des stimulans
et des adoucissans; les Hongrois et les Vala-
ches se trouvent également bien de cette thérapeutique, quand ils veulent combattre l'affection scorbutique, à laquelle ils sont sujets,
et dont ils n'attribuent l'origine et l'opiniâtreté qu'à leur manière de vivre (52).

N'est-ce pas en provoquant un changement, un ébranlement en totalité des parties musculaires, en excitant tour à tour une contrac-
tion et une extension des parties fibrillaires,
que le mouvement et l'exercice sont d'une
utilité reconnue dans toutes les maladies asthéniques en général, et dans le scorbut en
particulier? Néanmois, quand cette dernière
affection est avancée (53), il faut bien se
donner garde d'imiter ces capitaines russes
qui, dans la vue de faire aérer et approprier

*Utilité d'un mouvement doux, des ablutions, des frictions, etc.*

---

(50) Elém. de méd. t. III, p. 294.

(51) Méd. clin. t. II, p. 183.

(52) *Francisco Roncalli Parolino*, Europæ medicina,
p. 224. — *Haller*, Disput. etc. t. VII, p. 663.

(53) Journ. de méd. t. LXXXVIII, p. 13. — Bibl. della
piu recente, etc. t. II, p. 585.

l'entre-pont de leurs vaisseaux, et de faire respirer à leurs scorbutiques un air plus frais et moins inquiné, forçoient ces malades, même à coups de bâton, de se donner du mouvement et de l'exercice : car plusieurs succombèrent sous ces mêmes mauvais traite-mens, ou quelques jours après (54). Il vaut mieux remplacer ces mouvemens en grand, et qui fatiguent trop, par le simple change-ment de lit et de linges, par les frictions sèches ou aromatiques, et plus ou moins gé-nérales, et par les ablutions faites avec l'eau tantôt chaude, tantôt froide ou dégourdie. Ces espèces de lotions, déjà employées et recommandées par les prêtres égyptiens pour se mettre à l'abri des maladies populaires, ont été récemment mises en usage, et fortement conseillées par le capitaine *Cook* contre la ca-chexie scorbutique : mais toujours, ces diffé-rens moyens qui ont l'avantage, et de favo-riser la transpiration, et de titiller l'organe cutané et les parties subjacentes ou consen-suelles, doivent-ils être administrés avec le moins d'agitation et de secousse qu'il est pos-sible.

Utilité des bains, etc. — Les bains sont des ablutions plus générales que celles dont il vient d'être question : nous

---

(54) *Aaskow*, Diarii med. nov. etc. an. I, p. 82.

n'avons

n'avons point pu les employer, pas plus que les bains de vapeurs à l'esprit de vin (55) ; mais les uns et les autres nous sembleroient être indiqués d'après l'état de la peau, qui est ordinairement sèche ; même, nous ne craindrions pas d'en aiguiser par fois l'eau d'un peu de vinaigre, comme le recommande *Gardanne* ; — le célèbre *Cook* faisoit baigner ses marins dans la mer ; — les Polonois se trouvent très-bien des bains pris dans la décoction des branches de pin (56) : — enfin il est des praticiens qui recommandent d'en prendre dans l'eau douce, mais froide, et même de s'enterrer en quelque manière dans le sable échauffé par le soleil, etc. (57)

L'épaississement des humeurs que les acides produisent quelquefois dans le commencement du scorbut, diffère de la glutinosité froide de ces mêmes humeurs, causée par l'impression de cette dernière maladie, en ce qu'il est l'effet d'une propriété stimulante de ces acides, tandis que l'autre tient à la foiblesse des solides (voy. p. 156). Ainsi cette identité apparente d'effets ne doit point en contre-

De l'emploi des acides seuls.

---

(55) *Robert*, Traité de méd. t. II, p. 333.

(56) *Francisco Roncalli Parolino*, Europæ medicina, p. 429.

(57) Gaz. salut. 1771, n.º XXXVIII.

De l'emploi des acides combinés avec les alkalins.

Des alkalins donnés seuls.

Temps pendant lequel on doit continuer les anti-scorbutiques.

indiquer l'usage dans le scorbut en général. Si l'on a sur-tout administré avec fruit le suc de citron récemment exprimé, et combiné avec des sels alkalins, on ne peut attribuer ce résultat heureux qu'à ce que ce mélange, donné par petites doses, mais souvent répétées, laisse développer un principe acide, un air gazeux dans les premières voies qui en sont plus ou moins stimulées (58), mais qui le seroient trop ou d'une manière peu convenable par un acide commun et grossier, ou par un alkali seul. Cependant l'ammoniaque concret, employé avec la racine de gentiane et le trèfle d'eau, a réussi au docteur *Peyrilhe* dans la première période du scorbut (59); et l'eau de chaux qu'*Heister* avoit déjà recommandée (60), a combattu la même maladie *confirmée*, et contre laquelle on avoit inutilement employé différens autres moyens. La longue continuation de ce dernier remède, à laquelle on peut être forcé, et dont un malade a pu prendre jusqu'à trois pintes par jour (61), nous fournit l'occasion de parler du temps pendant lequel on doit insister sur les anti-

---

(58) Com. Lips. t. XIV, p. 344; t. XXII, p. 683.
(59) Remède nouveau, etc. p. 48 et 49.
(60) Compend. pract. p. 266.
(61) Med. obs. and inquiries, t. I, p. 286.

scorbutiques, dont en général l'emploi est
indiqué, tant que les symptômes, sur-tout
ceux qui ont servi à caractériser et à signaler
la maladie, subsistent, ou tendent à reparoître.
*Frank* eut presque à se reprocher d'en avoir
suspendu l'usage au bout de huit jours (dans
un cas où le malade avoit des taches noires
par tout le corps, et des epistaxis abondantes),
parce que ces dernières hémorragies nasales
qu'avoient arrêtées les stimulans diffusibles,
joints à un bon régime, revinrent au moment
qu'on y pensoit le moins, et nécessitèrent la
reprise des mêmes moyens curatifs (62).

Le scorbut *composé* n'est pas toujours aussi
facile à traiter ; il faut souvent l'addition de
quelque autre moyen, approprié à la maladie
qu'il complique. C'est ainsi que celui qui survient chez un vérolé, exige l'opium, seul ou
allié à d'autres substances médicamenteuses (63).=Dernièrement, un malade de cette
espèce nous a présenté une telle diathèse
scorbutique, que nous n'avons pu songer à
le traiter qu'avec l'extrait thébaïque et le
quinquina à assez hautes doses. Ces moyens
ont parfaitement réussi, et la guérison de cet

Traitement du scorbut composé.

---

(62) Bibl. Broun. German. t. IX, p. 124.
(63) Com. Lips. Suppl. 3 déc. p. 713. — *Frank*, Silloge, etc. t. I, p. 247.

individu nous auroit plus qu'agréablement
affecté, si à notre grande surprise, il n'eût
répondu, par la plus noire ingratitude et la
conduite la plus scélérate, aux soins pénibles
et multipliés pour une maladie, qui étoit si dé-
goûtante et si complexe, que nous n'en avions
entrepris la cure que comme malgré nous, et
après des supplications les plus pressantes et
les plus réitérées. — Les bons effets que nous
avons obtenus de l'opium et du quinquina,
ainsi que ceux que d'autres praticiens ont retirés de la vermiculaire, du nopal, de l'ar-
senic, du sublimé corrosif, etc., employés
dans les scorbuts compliqués ou simples (64),
sensibles ou *latens*, ne dépendroient-ils pas
du changement que ces différens moyens sont
à même de produire dans la manière d'être
des organes digestifs?

Cependant le mercure vainement essayé
dans le cas précédent, n'est pas toujours nuisible dans le scorbut. Aux exemples que nous
en avons déjà cités, page 82, etc., nous ajouterons ici qu'une femme scorbutique, souffrant de tout son corps, quoiqu'elle eût une

---

(64) Mémoire clinique sur les maladies vénériennes,
p. 185. —Comment. Lips. t. XIII, p. 489; t. XXVIII, p. 394.
— *Manget*, Bibl. script. med. t. I, p. 273. — An. de litt.
méd. étr. t. XII, p. 181.

paralysie générale (65), fut guérie par un traitement mercuriel ; et que dans un autre cas de scorbut, rebelle à tous les moyens accoutumés, la salivation amenée par l'usage du mercure doux, fut suivie d'une guérison dont on désespéroit (66) : mais quelquefois aussi, il arrive un ptyalisme sans le concours du mercure, et qui n'ajoute pas moins à la foiblesse du malade. Le docteur *Roucher* (67) arrêtoit alors, ou diminuoit cette salivation scorbutique par l'application des sinapismes sous la plante des pieds. On a pareillement cherché à la combattre par les gargarismes, dont il nous reste à parler.

Doit-on persister dans l'usage des gargarismes que l'on préconise journellement contre les fongosités et les ulcérations des gencives ? M. *Goguelin* (68) avoit déjà avancé dans sa dissertation intéressante sur le scorbut, qu'il étoit non-seulement inutile, mais même désavantageux de toucher les gencives ainsi malades avec des remèdes quelconques : nous-mêmes, nous n'en avons obtenu aucun effet

Des gargarismes.

(65) *Manget*, Bibl. script. méd. t. III, p. 506, 533.

(66) *Francisco Roncalli Parolino*, Europæ méd. p. 181. — Coll. acad. part. étrang. t. III, p. 624.

(67) Méd. clin. t. II, p. 185.

(68) Soc. roy. de méd. t. IV. Mém. p. 187.

sensible (69), et cela n'est pas étonnant,
parce qu'une lésion qui n'est que locale et
symptomatique, ne peut être fructueusement
combattue qu'autant que sa cause ( ici c'est
la cachexie scorbutique ) n'existe plus. Dans
cette circonstance, nous nous sommes le plus
souvent bornés à recommander aux malades
de se laver la bouche avec un peu de vin ou
d'autre boisson appropriée, immédiatement
avant de boire ou de manger. Cette précaution prévenoit au moins la déglutition d'une
salive âcre et sanieuse. — De temps en temps,
et principalement lorsque le scorbut perdoit
de son activité, ils se sont bien trouvés de
rouler entre les lèvres et les gencives, un petit
morceau d'alun crud (70); et quand il y avoit
dégénération dans quelque point, nous le
faisions toucher légèrement, chaque jour,
avec du vitriol bleu. Ces moyens topiques
n'avoient pas, comme tous les gargarismes,
l'inconvénient d'ajouter à l'humidité des parties; et ils nous ont paru pouvoir remplacer
l'application fréquente d'un pinceau de char-
pie, imbibée d'une liqueur composée, par
exemple, avec le vin rouge, le vert-de-gris,
et l'eau de plantain et de sauge, que *Roper*

(69) Soc. roy. de méd. t. IV, p. 18.
(70) Ann. de litt. méd. étr. t. IV, p. 257.

et *Gaston* conseilloient sur les endroits malades, fongueux et ulcérés de la bouche (71). *Botot* (72) avoit aussi recommandé cette réserve, relativement à l'emploi de ces applications humides dans les caries ou autres maladies des alvéoles, parce qu'elles ne font qu'abreuver davantage, des parties qui ne le sont déjà que trop.

Ici se termine le tableau d'une thérapeutique générale que nous n'avons pas pu, ou plutôt, que nous n'avons pas dû rendre minutieux. Des détails plus étendus n'auroient eu lieu qu'à l'aide de répétitions de ce qu'ont déjà dit tant de fois de célèbres médecins, et ils n'auroient pu que fatiguer des personnes instruites, qui depuis long-temps savent tout ce qui a été écrit sur ce sujet, et qui en conséquence, doivent désirer, moins un traité complet, qu'un mémoire historique et pratique sur le scorbut. = Nous désirons que notre travail puisse fixer leur attention et mériter leur suffrage, et en supposant même que nos efforts n'aient pas un résultat aussi flatteur, du moins aurons-nous l'avantage d'avoir prouvé à la savante académie de Toulon, qu'en nous occupant de son programme,

_______________

(71) *Haller*, Disput. etc. t. I, p. 458.
(72) Journ. de méd. t. XXXII, p. 372.

nous n'avons pu que nous souvenir souvent avec satisfaction, des habitans d'une ville où dans un temps (73) d'égarement pour les uns, d'anxiétés pour les autres, et de calamité pour tous, nous avons été à même d'être convaincus que l'hospitalité, la bienveillance et l'amitié y avoient encore conservé leurs droits (74).

Récapitulation.  En nous résumant, au sujet de tout ce que nous avons pu dire dans cet ouvrage, et principalement de la cause essentielle du scorbut, que nous avons fait consister dans un état d'asthénie des organes digestifs (75), par suite de leur assuétude à l'impression des alimens d'une seule et même espèce, lesquels,

(73) En 1793.

(74) La reconnoissance nous fait un devoir de proclamer ici le nom de la plus respectable femme, aux bontés de laquelle nous devons sur-tout la déclaration que nous nous plaisons à renouveler dans ce moment. Parler de M.<sup>me</sup> *Elisabeth Paul*, demeurant à Toulon, rue *Pécheret*, n.° 12, près la porte d'Italie, et qui nous prodigua les soins d'une tendre mère, pendant le long séjour que nous eûmes le bonheur de faire chez elle, comme chirurgien de première classe du 11.<sup>e</sup> bataillon de l'Ain (que cette ville aime sans doute à se rappeler), c'est désigner celle qui fut le modèle de toutes les vertus, et dont le souvenir sera long-temps cher à ses parens, et aux amis de l'ordre et de la religion.

(75) Voyez *Hoffmann*, t. IV, p. 372. — Journ. de méd. t. III, p. 117.

trop long-temps continués, finissent par ne plus stimuler, nous répéterons 1.º que cette asthénie de l'estomac, etc., renforcée par un dérangement dans les fonctions des systèmes cutanée et musculaire, augmente à son tour leur lésion, et *vice versâ*; et 2.º que cette même asthénie des premières voies peut être diminuée par un état de vigueur et d'énergie (maintenu ou rétabli dans les organes du mouvement et dans les facultés intellectuelles), et par une température sèche, variée de temps à autre, et concernant laquelle *Lind* (76) nous apprend que les marins atteints du scorbut, et qui abordent à l'île de Madagascar, en sont promptement délivrés, sur-tout s'ils y arrivent dans le temps le plus sec de la saison.

Enfin nous conclurons que d'après l'inutilité souvent absolue, et malheureusement trop reconnue de tous les moyens anti-scorbutiques les plus exclusivement recommandés jusqu'à ce jour, et d'après l'observation confirmée, que les végétaux (77) ne combattent point le scorbut par une vertu spécifique, inhérente et particulière (78), il demeure cons- Conclusion.

---

(76) An essay on diseases, etc. p. 75.

(77) *Sarcone*, Mal. obs. Préface, p. 25 et 26.

(78) *Joseph-Salomon Frank* a dit, en parlant du *Menianthes trifoliata*, que toutes les substances *excitantes*

tant que le changement du régime (79) , soutenu toutefois et favorisé, autant que possible, par une modification dans l'usage des six choses non naturelles, doit faire la base d'un traitement anti-scorbutique. Ainsi l'on peut appliquer principalement au scorbut ce que *P. Frank* (80) dit des maladies en général : *Solo interdùm mutato victu, saluti quàm óptimè consulimus amissæ.*

pouvoient guérir le scorbut, pourvu qu'elles fussent appropriées au degré de l'excitament diminué. Ann. de litt. méd. étr. t. IV, p. 237.

(79) Cette opinion paroît être celle des meilleurs praticiens, comme *Tissot*, Mal. des nerfs, t. IV, p. 265. — *Colombier*, Méd. milit. in-8. t. V, p. 195. — *Lind*, etc. Ouv. cité. — *Milman*, Ouv. cité, p. 118.

(80) Épitome de curandis hom. morbis, lib. I, p. 19.

## FIN DU TRAITÉ SUR LE SCORBUT.

# CONSIDÉRATIONS

*Sur les qualités, les devoirs et les prérogatives du vrai Médecin, et sur ses relations avec ses collègues, et les différens membres de la société.*

Depuis quelques années l'état de médecin, sans cesser d'être d'une importance réelle, paroît avoir perdu un peu de cette considération publique qu'on lui avoit accordée à juste titre depuis bien des siècles, et jusques à la révolution. Comment se fait-il donc qu'on se plaise à regarder ce dernier événement comme étant l'ouvrage long-temps combiné des hommes de lettres (que l'ignorant pense fatiguer en leur donnant le nom de *philosophes*, dont se montrèrent si dignes les premiers chrétiens), et notamment de ceux qui s'adonnent à l'art de guérir, et que le fanatique croit encore plus devoir persécuter, parce qu'ils font le bien sans affectation, sans acception de personnes, et qu'ils se montrent utiles *indistinctement* à tous ? Peut-être trouveroit-on la raison du phénomène médico-moral, dont on se plaint ici, 1.º dans le machiavélisme

Aujourd'hui le médecin n'est pas aussi considéré qu'autrefois.

Causes de cette différence.

qui semble s'être introduit au milieu des différentes institutions, et qui sans remplir les
vues étroites ou coupables de ceux qui le dirigent, a amené graduellement et nécessairement l'*égoïsme*, qui fait que chacun se borne
à examiner, craindre, éviter et oublier ses
semblables; et 2.º dans les sourdes menées de
l'*intolérance* en tout genre, laquelle craignant
avec raison le concours des lumières, favorise
de tout son pouvoir, ou au moins de toute sa
volonté, cette séparation d'hommes instruits
ou judicieux, en excitant une défiance or-
gueilleuse chez les uns, un découragement
honteux chez les autres, et l'affoiblissement
ou la détérioration des ressorts politiques et
moraux chez tous.

Comment espérer de remédier à ces divers
abus, aussi étonnans que nuisibles, si ce n'est
en rappelant aux médecins leurs devoirs, en
rendant publique leur vraie profession de foi,
en forçant ainsi leurs détracteurs à rendre
plus de justice aux principes qui dirigent
leurs actions, et à reconnoître les droits ina-
liénables qu'ils ont à la confiance et à l'estime
générale? C'est pour prouver la légitimité de
ces honorables prétentions, que l'on entreprend de tracer le tableau ou code médical
suivant, et dans lequel seront désignées les
obligations des médecins, ainsi que la ma-

nière dont ils doivent ou peuvent se comporter dans leurs relations avec leurs collègues, leurs malades et les différentes personnes
qu'ils ont coutume de rencontrer dans la car-
rière médicale. Du reste, l'esquissé que l'on
offre au public, est bien moins une production
originale, que le résultat ou l'extrait de ce
qu'ont pu dire plus minutieusement à ce sujet
*Hippocrate, Freitag, Siccus, Scharandée,
Bohnius, Ramazzini, Primerose, Hoffmann,
Zimmermann, Ludwig, Bordeu, Robert,
Peyrilhe, Gregory, Balme* (du Puy), *Vicq-
d'Azir, Haguenot,* etc.

# CONSIDÉRATIONS GÉNÉRALES.

Qualités du médecin.

LE médecin doit être bon citoyen, religieux, mais sans intolérance ( car il doit être constamment prêt à donner ses soins à tous les adhérens des différentes communions), et sans superstition (1), érudit, versé dans les langues, etc. Il aura fait des études accessoires, de manière à connoître les mathématiques, la physique, etc., avant de se vouer à la médecine. Relativement aux connoissances dont il doit être pénétré pour espérer de réussir dans cette dernière profession, l'on remarquera que l'anatomie, la botanique et la matière médicale exigent de lui plus de temps que de génie; que la physiologie, la pathologie et la séméiologie demandent plus de génie que

Ses connoissances.

_______

(1) N'est-il pas aussi affligeant qu'étonnant qu'on ait à cet égard un reproche à faire au célèbre *Van-Swieten*, qui haïssant la philosophie, peut-être autant que l'inoculation, et voulant se mêler de la médecine des âmes, se fit donner l'emploi d'empêcher les bons livres français de pénétrer dans la capitale de l'Autriche, laquelle cependant, vingt ans après, a donné à l'Europe catholique l'exemple de la tolérance. ( *Note communiquée.*)

de temps, tandis que pour acquérir la pratique, il faut très-peu de temps et beaucoup de génie (2). L'on ajoutera encore, à l'égard de l'anatomie, qu'il ne faut pas croire qu'elle doive être la principale connoissance à laquelle il faille s'attacher, et qu'elle consiste exclusivement, comme l'ont avancé quelques-uns, dans la séparation des parties qui ne devoient pas l'être, — ou dans l'énumération des fibres, — ou dans l'invention de quelques organes, — ou enfin dans la démonstration minutieuse de l'adhésion continue de toutes les membranes. Quant à la chirurgie, comme elle est à la médecine ce que les mathématiques sont à la physique, elle ne doit point être négligée par le médecin, vu qu'il est des circonstances où il doit opérer, ou du moins faire l'inspection des blessures, et les ouvertures de cadavres.

En quittant ses études, le médecin doit commencer par pratiquer dans un petit endroit, mais non point dans son pays ; et même ce ne sera qu'après avoir parcouru des contrées plus ou moins lointaines et opposées, et visité différentes académies, qu'il pourra tirer parti des diverses connoissances que possèdent chaque peuple, chaque société, et se

Utilité des voyages pour le médecin.

---

(2) *Zimmermann*, t. II, p. 158.

mettre au-dessus de la plupart des préjugés qui régnent trop dans l'art de guérir, et que ne peut entièrement secouer l'individu qui y a été comme nourri, qui vit et meurt sur le même sol. Car la stabilité, de peu de conséquence chez le commun des citoyens, devient dangereuse chez celui qui professe un état dont la santé est le but, et le genre humain l'objet. En un mot, par les voyages, l'esprit s'éclaire, et la raison s'épure : les travers multipliés des autres hommes font rentrer en lui-même celui qui en est le spectateur, et qui, d'un coup-d'œil rétrograde jeté sur son être, s'en montre moins obstiné dans son savoir, et moins enthousiaste pour les assertions de ses prédécesseurs, et même de ses contemporains (3). = Parvenu et fixé dans le lieu de son établissement (où il ne doit pas trop se hâter de se marier, pour qu'il soit moins distrait ou troublé dans ses études et dans ses occupations du cabinet), le médecin s'occupera à en connoître la topographie, ainsi que les mœurs, l'industrie et les maladies des habitans. Il ne se fera désirer de personne, ni attendre long-temps, et il n'affectera point de ne fréquenter et de ne compter

*Conduite qu'il doit tenir dans le lieu de son établissement.*

---

(3) *Milmann*, Traité du scorbut ( préface ). — Voy. *Ramazzini*, Opera, etc. p. 707.

que

que des grands pour sa clientèle, d'autant
plus que cette classe de malades, naturellement exigeante, a l'habitude de fatiguer le
médecin, qui a encore plus de chances à
courir au sujet de sa réputation, laquelle est
facilement compromise, si quelque événement
malheureux leur arrive, ce qui pourroit
pousser quelque mauvais plaisant à dire *que
si on le laissoit faire, il rendroit le pays
comme la Suisse*, et extermineroit la noblesse.
Du reste, il doit toujours se comporter de
telle sorte, qu'il paroisse convaincu que sans
la douceur, l'esprit est incommode pour celui
qui s'en sert, et dangereux pour celui contre
lequel il est dirigé.

La douceur est ordinairement la compagne
de la sensibilité, que cependant l'on est quelquefois obligé de raisonner assez, pour se
montrer toujours avec ce flegme qui fait que
l'on se comporte toujours prudemment suivant les circonstances, et sans lequel on est
sans cesse exposé à la contradiction ; et pour
prouver que l'on a cette force d'esprit qui
assujettit l'imagination à l'intelligence, et qui
empêche les écarts et les précipitations. De
cette manière, on agit avec le plus haut degré
de probabilité de succès, quoique avec assez
de promptitude.

Le médecin doit être très-circonspect auprès

<br>

Le médecin doit de ses malades, sur-tout s'il pratique dans un
être réservé.     pays dont les habitans soient imbus de quelque préjugé national, comme l'étoient, par exemple, les vieux Castillans, chez qui avoit si bien prospéré la jalousie wisigothe, qu'il étoit défendu aux médecins de saigner une femme libre, sans être assisté de ses parens ou de ses voisins, *parce qu'il n'étoit pas impossible*, disoit la loi, *que l'occasion favorisât les entreprises amoureuses.*

Il ne doit pas   Le médecin ainsi prudent et bien avisé,
être grand par- ne sera ni trop taciturne, ni trop grand par-
leur.     leur : car le babil n'indique jamais le bon médecin, et une facile élocution est rarement accompagnée d'une bonne judiciaire, qui doit cependant caractériser le praticien instruit et penseur, parce qu'il ne croit jamais assez savoir. A ce sujet, ne seroit-il pas à souhaiter que ceux qui dissertent beaucoup, ne fussent pas plus considérés ici, qu'ils le sont au Japon, où on les méprise souverainement ? Suivons en cela l'exemple des docteurs Indiens, qui *discourent peu*, mais *qui observent beaucoup.* « Ils se font une affaire sérieuse d'un malade qu'ils entreprennent ; ils ne calculent ni les visites qu'ils font chez les malades, ni les momens qu'ils restent auprès d'eux ; le plus ou le moins de danger les règle et les conduit. Pour épier et surprendre en quelque sorte la

nature dans ses égaremens, ils passent des heures entières, attentifs aux divers mouvemens du pouls, et ils en combinent en silence les plus petites variations. Après un mûr examen, ils prononcent hardiment sur le genre de la maladie, et sur sa durée. Il est aussi rare qu'ils se trompent, qu'il l'est que nous autres médecins Européens, nous devinions juste. »

Cette différence de succès doit bien engager tout médecin à ignorer la jactance, et à ne pas s'exposer à trop promettre. Cette réserve toutefois ne l'empêchera pas d'oublier sa gravité auprès de son malade, avec lequel il paroîtra serein, et même gai quelquefois (4). Il en examinera les urines, en verra les matières alvines, lui explorera le pouls, mais seulement quelques momens après être arrivé, lui regardera les yeux, en considérera et touchera la langue, prendra des renseignemens sur son idyonsinerexie, son régime et ses habitudes.

A l'égard de l'interrogatoire à faire subir à chaque malade avec beaucoup de patience, de précision, de discrétion et de délicatesse, *Scharandée* ne veut point que l'on s'informe

Comment il doit se comporter auprès des malades

_______________________

(4) Animus lætus benè medicinam facit. *Biblia sacra*, *proverb.* cap. XVII, v. 21.

du médecin qui l'a déjà traité, ni des remèdes qui ont été pris jusqu'à ce jour; et cependant il est des cas où il n'en doit pas être ainsi : car il est de l'intérêt de celui qui souffre, que le praticien sache les moyens qu'on a employés antérieurement; et il lui suffit souvent de connoître le collègue qui a vu le malade avant, pour faire au moins soupçonner la marche que l'on a déjà tenue, et la méthode curative déjà suivie, et dont la nature tient presque toujours au système que chaque médecin se fait ordinairement dans l'exercice de sa profession. Ainsi le conseil prohibitif de questionner un malade qui a déjà été soigné par un praticien, seroit encore plus désavantageux que l'omission des consultations où le patient est interrogé, et où le médecin ordinaire expose tout ce qui a été fait, et tous les symptômes de la maladie qui ont eu lieu jusques à ce moment.

Toutes ces précautions minutieuses, et cependant utiles, ne peuvent être prises que par le médecin qui voit le malade journéllement, et dont au reste la sollicitude diminue beaucoup, même malgré lui, quand on lui adjoint un ou plusieurs collègues ( voy. plus loin ). Au surplus, il doit satisfaire plus ou moins catégoriquement aux demandes des malades et de ceux qui s'intéressent à ces derniers, mais de manière que ses réponses soient plus judicieuses, plus précises, et cependant plus détaillées aux personnes instruites, qu'à celles qui ne le sont pas.

Ennemi des brusqueries et des duretés d'un *Callyonax*, le médecin doit consoler, encourager tout le monde, et soutenir l'espoir du malade ; ce qui n'empêchera pas toutefois de prévenir qui de droit (5), s'il y a un résultat fâcheux à appréhender. Au surplus, il faut dans tous les cas être très-réservé dans

Egards qu'il doit avoir pour les malades, etc., et ce qu'il est en droit d'exiger d'eux.

---

(5) Consciencieusement, et raisonnablement parlant, doit-on, conformément au conseil de *Bohnius*, avertir le malade lui-même du danger qu'il court ? Malgré le respect que l'on doit avoir pour la discipline ecclésiastique, je serois pour la négative : car, comme dans ce bas-monde ( du moins à mon avis ) chacun doit faire son métier, le médecin ne peut que songer à guérir, ou du moins à soulager. Mais espère-t-il d'y parvenir s'il alarme son malade ? A Harlem, il est défendu à tous les ministres de la justice d'entrer dans la maison d'une femme en couche... Et l'on m'obligeroit de l'accabler par l'avertissement de son état de danger...! Quelle contradiction entre les lois civiles et les insinuations religieuses ! L'on aura beau me représenter que cette terrible secousse morale, dont l'esprit le plus fort n'est point à l'abri, peut avoir les bons effets de la méthode perturbatrice ; je dois aller au plus sûr, au moyen de tranquilliser mon moribond, et à l'endormir en quelque manière sur les bords de la tombe, laissant au ministre d'une religion douce et consolante, le soin de remplir à cet égard tous ses devoirs, que je ne dois point usurper.

son pronostic: car il vaudroit peut-être mieux, pour chacun, se tromper en prononçant plutôt pour la mort, que pour le rétablissement.

Mais par une espèce de compensation ou d'encouragement, le médecin a des droits à une soumission presque aveugle à ses ordres, ou du moins à ses conseils; et semblable à celle que manifestoit *Pline le jeune*, au point de menacer de châtier ceux de ses gens qui, dans le cas de maladie où il auroit pu se trouver, auroient eu trop de déférence pour ses volontés et pour ses caprices (6); et s'il avoit affaire à un esprit indocile, à un caractère opiniâtre, il pourroit en venir à de vives représentations et à des reproches sévères. Néanmoins comme la répugnance *seule* des malades pour les remèdes, peut être cause de son peu d'obéissance, il est permis de songer à des ruses (7), et de déguiser les médicamens de différentes manières.

--------------------------------------------------

(6) Hist. de la chir. t. II, p. 119.

(7) Un praticien ordonne peu de chose à un malade, qui, en voyant l'ordonnance aussi claire que courte, paroît n'y avoir aucune confiance. Alors l'on refait la formule, mais avec le soin d'y employer des signes particuliers, et d'y écrire en caractères assez gros pour remplir presque toute la feuille. Aussi, le patient la croit-il une toute autre ordonnance, et en remplit-il la prescription avec autant de plaisir que de succès. *Hoffmann*, Suppl. II, p. 107.

Au surplus , dans les cas les plus déses- Il doit paroître
pérés, il ne faut pas absolument abandonner espérer toujours.
les malades, dont le médecin peut , dans ce
triste moment , ainsi que cela a lieu dans certains pays , confirmer par sa présence et son
témoignage les dernières et véritables volontés.
C'est encore alors qu'il est à même d'éclairer
les parens et les assistans sur les précautions
à prendre pour ne pas s'exposer aux effets
nuisibles des miasmes délétères, dont l'absorp-
tion est plus à craindre, quand la maladie est
à son plus haut degré , et ne cesse même point
d'être à redouter après la mort du malade ,
dont au reste le médecin doit convenablement
s'assurer par tous les moyens possibles. En
outre , on a vu mainte fois la guérison s'opérer
au moment qu'on s'y attendoit le moins , non
point par les remèdes , mais bien par les seules
ressources, et par les seuls efforts de la nature,
que l'on est bien éloigné de soupçonner et
d'admettre , puisque le plus souvent on est
plutôt disposé à attribuer ce changement,
autant heureux qu'inattendu , à quelque empirique que l'on aura récemment consulté.
Ainsi , en général , les médecins qui se trouvent fondés à pronostiquer l'incurabilité d'un
infortuné , ne doivent point agir comme des
juges , qui après avoir une fois prononcé
l'arrêt contre un criminel, n'ont plus rien à
faire avec lui.

Sa résignation, quand on n'a plus confiance en lui.

Cependant l'on peut être soi-même forcé à la retraite ; c'est lorsque le malade vous quitte pour s'adresser à un autre ( ce qui arrive assez fréquemment dans les maladies chroniques ). Dans cette occurrence, ne murmurez point de votre remplacement, auquel d'ailleurs vous aurez soin de pourvoir vous-même, en cas de maladie ; et c'est alors que vous ne négligerez point de recourir à la complaisance de vos collègues pour vos malades, comme sans doute vous le feriez pour vous, si vous étiez indisposé.

Sa conduite envers les étrangers, etc.

Le soin que tout honnête médecin doit porter à guérir promptement, doit sur-tout augmenter, s'il est possible, à l'égard des étrangers et des voyageurs. Toutefois, cette conduite loyale ne doit pas empêcher que l'on se tienne sur ses gardes, pour ne pas donner dans les piéges qui peuvent être tendus à un praticien que l'on veut tromper pour un motif quelconque ; que l'on consulte, par exemple, d'après des urines qui ne sont pas celles du malade, ou à qui une personne du sexe se plaint d'une suppression de ses menstrues, qu'elle sait cependant être le résultat d'une grossesse, etc. (7). Il est au surplus facile de

---

(7) On peut encore simuler un état de fièvre par l'usage ou l'excès d'une boisson stimulante, par l'introduction

trouver, dans le premier cas, quelque moyen de s'éclairer, en s'informant, par exemple, des maladies qui règnent dans l'endroit, et dont est atteint tel ou tel individu.

Quelque exposé que soit le médecin à être trompé, il ne doit point se montrer décidément défiant, soupçonneux ; dans tous les cas il doit être amène, sans cesser pourtant d'avoir de la fermeté, même auprès des grands, pour la santé desquels sa réputation, qui court la plus grande chance, exige qu'il ne promette rien d'irréfléchi. Leur ordonne-t-il un opiacé ? Il peut, pour s'attirer leur confiance, et assurer son crédit, leur faire entendre qu'ils ont à espérer un soulagement marqué ; mais en ayant soin en même temps de ne pas leur annoncer d'avance que cette amélioration doit être directement l'effet de son remède. Gardez-vous du reste de contrarier ces personnages, et même de heurter de front aucun de ceux qui les approchent, à moins qu'il n'y ait grande nécessité pour leur santé. La richesse de cette classe de malades ne doit point être

Comment il doit et peut se comporter avec les grands.

---

d'excitans dans le fondement, — on peut également contrefaire l'insensé, prétexter une colique, se faire tuméfier, ulcérer certaines parties par quelques applications âcres, etc. *J. Ant. Siccus*, De optimo medico, etc. Sur l'épilepsie simulée. Voy. *Sauvages*, Nosol. meth. class. 4, art. 19. — *De Haën*, Rat. med. pars 5, cap. 465.

un motif de ne leur chercher et choisir que
les remèdes les plus rares et les plus chers :
mais en même temps, il faut être avec eux
très-circonspect dans l'emploi des remèdes
héroïques, à moins toutefois qu'ils ne soient
fortement indiqués. C'est encore dans les maladies chroniques des grands que l'on doit
être très-réservé dans les promesses de guérison, et qu'il est même quelquefois utile
d'adopter les remèdes de *bonne femme*, quand
ils ne peuvent pas nuire : mais dans ce cas
même, n'est-il pas tout à fait indifférent d'y
faire un léger changement ou une addition.
Au surplus, est-il toujours prudent de ne
jamais se charger seul des soins à donner à un
grand, et d'appeler, pour concourir à son
traitement, le praticien le plus instruit de
l'endroit. En se comportant ainsi, on tirera
meilleur parti de sa position, en profitant de
la connoissance que l'on peut avoir ou prendre
( à l'aide des idées et des avis que l'on se communique réciproquement ) de la constitution
régnante. Toutefois, malgré ces différentes
précautions, il peut arriver un dénouement
brusque et fâcheux de la maladie, et dont la
promptitude est quelquefois telle, qu'il y a
lieu de le soupçonner être l'effet d'un poison.
Combien le médecin doit être sage et lent à
prononcer dans cette circonstance ! En gé-

néral, il doit alors préférer de penser et de faire croire que ces accidens sont suivant la nature, sur les efforts de laquelle néanmoins il ne doit pas plus compter que sur ceux de l'art, chez cette classe de malades, à raison de l'indocilité et de l'intempérance qui leur sont familières, et même dont ils se glorifient par fois.

C'est principalement avec les malades du sexe que le médecin se montrera doux, compatissant et délicat. Leur constitution foible, leur indisposition mensuelle, leur mobilité nerveuse, etc., le rendront constamment prudent et attentif dans les indispositions ou maladies qui leur surviendront. Dans ses visites comme dans ses questions, il s'efforcera sans cesse de ne fatiguer aucunement les jeunes personnes, ni d'alarmer leur pudeur, et ne négligera rien pour se montrer digne de leur confiance, dans l'aveu même de quelque foiblesse (8). S'il s'agit de quelque apparence de

Sa conduite avec le sexe.

---

(8) Le cabinet du médecin, ouvert à tout le monde, est comme consacré au mystère ;... il n'est fermé qu'à l'indiscrétiou que rien ne peut forcer, et qui seroit un délit inexcusable aux yeux de la société, même du législateur. Que doit-on donc penser de l'inconséquence de *Bartholomée Montagnana* (le jeune), qui soumit au public par la voie de l'impression (en 1499), sa consultation sur la vérole dont étoit atteint le révérend évêque, *Thomas*

grossesse, il est souvent dangereux de l'affir-
mer témérairement, comme de le nier tout à
fait. Au reste, en supposant cet état, sur
lequel on doit garder le silence le plus profond, il convient d'éviter tout remède actif
et toute affection de l'âme, tant soit peu violente. Ces dernières précautions sont encore
plus nécessaires chez les femmes en couche,
qu'il faut traiter comme des êtres délicats,
mais gravement blessés, et sur les lochies desquelles il faut porter l'attention la plus soutenue, afin de les faciliter quand elles sont
rares, ou de les modérer lorsqu'elles sont trop
abondantes. L'on n'oubliera point qu'une
libre et douce transpiration est ordinairement
plus qu'avantageuse chez ces mêmes personnes.

Sa conduite à tenir avec les enfans.

Quand aux enfans, comme ils sont fréquemment sujets à une plénitude de l'estomac, l'on ne doit point craindre de leur

---

*Baroczio*, dont au surplus la maladie auroit peut-être dé-
pendu d'une toute autre cause que de l'oubli de la conti-
nence, s'il étoit vrai que dans le principe de l'apparition,
ou plutôt de l'exaspération de l'affection vénérienne, celle-
ci n'eût pu *que le plus souvent* se communiquer par le
coît? Faudroit-il cependant remarquer ici que la plupart
des écrivains de la fin du quinzième siècle se plaisoient à
l'attribuer assez fréquemment *à la conjonction de deux
astres?* *Haller*, Bibl. med. pract. t. I, p. 482, 505, 514,
531.

administrer par fois, et avec prudence, de
doux évacuans, et même de légers vomitifs.
Les échauffans décidés seront soigneusement
interdits à cet âge ; car leur emploi dans les
fièvres exanthématiques, par exemple, a par
fois disposé à l'épilepsie ; et même a produit
la mort. N'a-t-on pas encore vu que les jeunes
sujets accoutumés au vin , en deviennent
lourds, et foibles d'esprit et de corps, et
qu'autant il est avantageux de favoriser chez
eux les évacuations alvines, autant il est dangereux de les forcer à la transpiration , que
trop souvent l'on cherche à provoquer dans
différentes maladies, comme dans la petite
vérole, où la pratique vulgaire consiste toujours à leur faire tenir un régime échauffant,
et respirer un air étouffé !

Les cris étant le langage des enfans qui
sont au tetton, et qui souffrent, on doit chercher à découvrir le siége de leurs mal-aises,
de leurs douleurs, lequel est ordinairement
dans le système digestif , où effectivement le
lait occasionne des désordres , soit par sa
trop grande ténuité, soit par son épaississement, soit enfin par son acescence. Ainsi ,
n'ont-ils qu'une selle dans tout le jour, au
lieu d'en avoir trois ou quatre , il faut aviser
aux moyens de leur rendre le ventre plus
libre ? Leurs évacuations alvines sont-elles

verdâtres et pénibles? il faut leur administrer les absorbans et les anti-acides. En général, ces indispositions leur viennent, plus souvent qu'on ne pense, du trop grand usage des douceurs, qui leur est en effet très-préjudiciable, en les disposant aux aigreurs, aux coliques, aux vers, et même à un état de cachexie scorbutique. On doit encore craindre pour ces jeunes plantes les mauvais effets du froid, ainsi que l'emploi des spiritueux et des acides.



Dans les cas où les enfans sont tourmentés, on peut songer à leur donner des opiacés, mais à très-petites doses; et encore faut-il avoir soin de leur évacuer auparavant les premières voies : autrement ces remèdes ne feroient qu'augmenter les douleurs provenant d'une saburre acescente. Relativement à l'administration des laxatifs, etc., il ne faut pas tout à fait croire que l'on peut purger les enfans par l'intermède de leurs nourrices, comme le pensent même quelques médecins, qui, dans cette vue, donnent des purgatifs à ces dernières, pour obtenir des nourrissons quelques évacuations alvines.

Cependant, faut-il toujours croire les enfans malades, quand ils crient ou vomissent, ou qu'ils perdent le sommeil? Non certainement; car ils peuvent avoir contracté l'habi-

tude de crier , de rejeter par le haut , on de
ne dormir que très-peu. L'on peut toutefois
être rassuré sur la santé en général de ces
jeunes sujets, et même malgré un état de
maigreur, quand ils dorment passablement,
qu'ils mangent assez bien, et qu'ils font régu-
lièrement toutes leurs fonctions. A ce sujet,
le médecin se rappellera bien que le défaut
d'embonpoint ne peut qu'être mal à propos
combattu par une augmentation ou un changement de nourriture, auxquels on feroit
mieux de préférer les bains, les frictions, les
vermifuges et les résolutifs fondans, des obs-
truans, etc.

Dans les maladies aiguës et de mauvais caractère, on sera très-prudent sur l'emploi des
remèdes héroïques : ainsi, les saignées, les
purgatifs, les sudorifiques, les opiacés, etc.,
seront évités ( à moins cependant qu'ils ne
soient très-indiqués ) et remplacés par des dé-
puratifs, des digestifs doux, délayans dia-
phorétiques et de simples anodyns. Comme
encore elles sont ordinairement très - insi-
dieuses, il ne faut pas être trop prompt à en
pronostiquer la marche et l'issue ; et lors
même qu'on aura toutes les probabilités pour
croire qu'elles se termineront par la mort,
l'on doit cacher ses craintes au malade, auquel on n'en communiquera une partie qu'au-

tant qu'il ne tiendra pas le régime prescrit, et qu'il sera indocile aux avis et aux conseils qu'on lui aura donnés.

Comme le plus souvent rien ne presse dans les maladies chroniques, on cherchera à les traiter plutôt au printemps que dans l'hiver, et par des remèdes plus doux que violens. Ce sera donc à leur occasion que la circonspection dans l'usage des évacuans énergiques, des saignées et de l'opium sera de rigueur; et en supposant que les uns ou les autres de ces moyens puissent être de quelque avantage, l'on pensera au temps et même à la partie du jour où il faut placer leur administration, ainsi qu'à la manière dont il convient de le faire.

Le médecin n'est nullement responsable de la terminaison funeste d'une maladie.

Malgré la capacité, le zèle et les efforts du médecin, il n'est pas toujours heureux, et quelquefois même il a le désagrément de se voir imputer la terminaison défavorable d'une maladie. Mais fort de sa prudence éclairée et de ses sollicitudes, il doit seulement chercher à se mettre au-dessus du préjugé, et ne pas se laisser abattre, parce qu'il est blâmé mal à propos par le peuple, décrié par l'ignorance, et même fatigué par la basse jalousie. Il parviendra d'autant plus facilement à se maintenir dans la confiance du public, qu'il est reconnu comme plus que juste qu'après avoir

satisfait

satisfait à tout ce qu'on peut espérer de son
mérite, attendre de son zèle, et exiger de
son assiduité, il n'est plus responsable que de
sa vigilance et de sa probité, et nullement
des événemens de sa pratique; quoique le résultat n'en soit pas tel que le désireroit un
malade, qui dans cette conjoncture se sert
souvent de sa guérison incomplète pour
cacher sa haine, son aversion ou son ingratitude envers son bienfaiteur, contre lequel il
ne rougit pas quelquefois d'invoquer la loi, etc.
« Et le médecin même se fût-il mépris, eût-il
pu être plus instruit, n'eût-il pas enfin dé-
ployé toutes les ressources de sa profession;
il ne doit point être puni de ce que son art
est borné, de ce qu'il n'a pas la tête assez
vaste pour le posséder tout entier, et de ce
qu'en un mot les connoissances souffrent toujours un partage inégal : car si l'on pardonne
aux avoués ( procureurs ) des vices de forme,
aux notaires des nullités, au magistrat lui-
même le *mal-jugé*, pourquoi exigeroit-on
dans le médecin, non la perfection, mais
l'infaillibilité ? L'on doit savoir qu'*Hippocrate*, qui connoissoit si bien les difficultés de
son art, réserve ses éloges, non pas pour le
médecin qui ne commet point de fautes,
mais pour celui qui en fait le moins. Ainsi le

médecin ne doit être poursuivi que pour une
erreur commise sciemment, malicieusement,
avec fraude, etc. (9). »

(9) Hist. de la chirurgie, t. II, p. 726.

# CONSIDÉRATIONS PARTICULIÈRES.

Comme le médecin ne doit pas garder ce qu'il sait pour lui, il faut qu'il transmette ses idées, ses vues et ses moyens à des néophytes ; mais un professeur sera intègre, impartial, désintéressé, et toujours de bonne foi : ses détails seront concis, et ses démonstrations toujours claires. Ainsi, point d'obscurité dans ses communications scientifiques, point de mystère dans la transmission de ses connoissances, ni d'entêtement dans ses opinions, ni de jalousie contre un collègue qui réussiroit à en émettre d'opposées. Enfin le bon enseignement consiste à faire de ses élèves, non des partisans d'une hypothèse, mais des amis de la vérité, de la science et de l'humanité. A quoi en effet ont jamais servi les querelles doctorales, les disputes scholastiques qui quelquefois ont tellement déshonoré la chaire, que les étudians avides du vrai savoir, ont préféré la paix du cabinet, et qu'ils ont mieux aimé puiser leur érudition dans les livres, en s'exposant ainsi à perdre l'avantage reconnu dans l'enseignement personnel, dans la démonstration orale ?

*Obligations des médecins entre eux.*

18..

Les médecins anciens doivent aussi penser qu'un jeune collègue, avec un peu d'expérience ordinaire, mais aidé de beaucoup de génie, peut au moins aussi bien que ceux qui, quoique plus âgés, n'ont vu que beaucoup de cas particuliers, sans les rapporter aux principes, posséder la vraie science, qui est celle de généraliser, science qui fait tous les grands hommes; et en conséquence, ils ne doivent pas toujours paroître précepteurs envers ceux qui ont été leurs élèves (1); et comme l'on se trouve toujours bien d'être affable et modeste envers tous, ce ne sera qu'avec la plus grande douceur qu'on se permettra, s'il y a lieu, des représentations.

Le médecin ne doit pas critiquer la conduite de ses collègues.

Avec de telles dispositions, nous ne critiquerons jamais ceux qui auront vu avant nous des malades, dont nous pouvons à notre tour être chargés. Le cas suivant prouvera à l'évidence qu'une toute autre conduite est à même de nous nuire. Une femme sexagénaire, sanguine, mais affoiblie par l'effet et la suite d'un chagrin violent, tombe dans un état de langueur, et se plaint de douleur à l'hypocondre gauche, et dans le creux de l'estomac, de dégoût, de nausées, de constipation et

______

(1) *Zimmermann*, t. II, p. 158, 160.

d'insomnie. Un praticien la saigne au pied, et lui administre en vain les analeptiques, les tempérans, les anodins, etc. Un autre médecin, blâmant fort tout ce que le premier a fait, ordonne le vomitif à la malade, qui, après avoir rendu six livres d'un sang noir, paroît d'abord mieux se trouver; mais bientôt elle tombe dans un plus grand affaissement, et meurt quelques heures après (2).

Ici se présente une question sur les égards de bienséance et d'équité que les médecins se doivent mutuellement : il s'agit de savoir si on peut, ou du moins comment on peut décemment s'emparer de la confiance d'un malade qu'a vu jusqu'à présent un autre praticien. S'il est vrai, comme il a déjà été dit, que le médecin qui veut exercer avec honneur et noblesse, n'offre, ni ne fait offrir ses secours, il paroît devoir éviter l'occasion où le plus léger motif, où l'irréflexion même peut lui valoir comme fortuitement des questions, des demandes de conseil de la part d'un malade, qui par la même donne la mesure de sa légèreté, ou de son humeur capricieuse. Ainsi, loin de profiter de la circonstance (surtout s'il y a eu consultation), il engagera cet inconstant ou cet ingrat à continuer de se



***

(2) *Hoffmann*, t. VI, p. 301.

faire soigner par son médecin accoutumé, ou à le convaincre matériellement qu'il s'est acquitté envers ce dernier des devoirs de la reconnoissance. Cette manière de faire, vraiment désintéressée et louable, ne peut cependant pas l'empêcher de donner à ce même malade des conseils *dans le cabinet*, qui est ouvert à tout le monde.

Des succès dans notre pratique ne doivent point encore nous rendre durs, arrogans envers des collègues moins heureux, ou peut-être moins téméraires que nous. Imitons plutôt *Démocède*, qui s'empressa d'obtenir de *Darius* la grâce des médecins d'Egypte que ce roi vouloit faire punir du supplice de la croix, pour s'être laissé surpasser par un médecin grec. Pour nous empêcher encore de nous enorgueillir de notre bonheur, rappelons-nous souvent que *Musa*, après avoir été élevé au faîte des honneurs pour avoir su conserver l'empereur *Auguste*, fut chassé de la cour, comme pour le punir d'avoir laissé mourir entre ses mains le jeune *Marcellus*, qu'il avoit traité, comme *Auguste*, par les bains froids (3).

Si, d'après ce qui vient d'être rapporté, nous sommes intéressés à ne point nous aban-

Il doit prendre les intérêts de ses collègues.

Trait d'orgueil.

---

(3) Hist. de la chir. t. I, p. 149; t. II, p. 21, 23.

donner à la présomption, et à nous abstenir du rôle de *Thessalus*, qui vivoit sous l'empereur *Claude*, et qui se croyoit tellement supérieur à Hippocrate même, qu'il ne craignît point de se faire surnommer le *vainqueur des médecins*, il faut conclure que nous ne devons rivaliser entre nous que par une émulation pour les progrès et l'honneur de notre art, et par nos efforts à resserrer les liens de l'estime et de l'amitié, qui doivent constamment nous unir, et assurer même nos droits mutuels à la considération publique. Ainsi, à l'aide de ses belles qualités, le vrai médecin peut se faire estimer, même des gens les plus dépravés.—Deux voleurs ayant attaqué M. *Bourdois de la Mothe*, que ses fonctions forçoient de voyager la nuit : *Arrêtez, c'est moi*, leur dit-il avec courage.... *C'est M. de la Mothe*, s'écrièrent-ils ! leurs mains s'ouvrirent, ils reculèrent et s'enfuirent, effrayés de l'ascendant qu'avoit sur eux le cri de la vertu (4). — Les gens les moins bien prévenus pour les médecins, ont souvent fini par les rechercher. *Poulletier de la Salle*, né en 1719 à Lyon, qui le tint sur les fonds de baptême, et lui donna son nom, rassembla un jour le bon et

Traits honorables pour les médecins.

---

(4) Soc. roy. de méd. t. X. Hist. p. 17.

vertueux *de Jussieu*, le savant *Astruc*, le bouillant *Rouelle*, *Boulduc*, *Macquer*, *Leoret*, *Sue*, et il plaça au milieu d'eux son père, qui étoit intendant à Lyon, et qui auroit préféré faire de son fils un magistrat, plutôt qu'un médecin. Ce père, étonné de tant de savoir, ému sur-tout par ce zèle de la vérité qui brilloit dans leurs discours, et comparant ces hommes avec ceux dont il étoit ordinairement environné, fut touché jusqu'aux larmes. Il félicita son fils, loin de le blâmer d'avoir fait un tel choix; et peu s'en fallut qu'il ne quittât lui-même l'administration et les affaires, pour demander à être admis dans cette société, près de laquelle il vint plus d'une fois chercher des consolations et des lumières (5).

Le médecin qui auroit de la disposition à ne pas avoir de la modestie, pourroit tirer quelque fruit des traits suivans. Un habile médecin, chrétien, comblé de faveurs à la cour du calife *Abu-Jaafar-Almansor*, qui régnoit au huitième siècle, se voyant sur l'âge, et se sentant même déjà indisposé, demanda sa retraite au monarque, qui faisant difficulté de le renvoyer, lui dit que sa confiance en lui étoit trop grande pour se passer ainsi d'un

_____________________________________

(5) Soc. roy. de méd. t. X. Hist. p. 22.

homme auquel il étoit redevable de la santé et de la vie. « Je vous laisserai mon disciple, Sei-
» gneur, reprit le médecin ; il est encore plus
» habile que moi. » Cependant son successeur n'imita point la modestie de son maître et de son bienfaiteur : il devint si arrogant, qu'*Al-mansor* le dépouilla de toutes les marques de sa faveur, et le renvoya après l'avoir fait bien et durement fouetter.

Un avocat avoit plusieurs fistules au fondement, qu'on opéra par l'instrument tranchant;... mais un sinus avoit échappé aux recherches des opérateurs, qui toutefois se promettoient de le guérir par des remèdes : enfin le résultat ne répondant pas assez promptement à leurs efforts, on fit venir d'une grande ville un chirurgien qui y jouissoit de la plus haute réputation, pour faire l'opération. Ce dernier, ayant visité le malade, donna la plus grande idée de sa probité et de son désintéressement. Il avoua que le patient avoit besoin de l'incision pour guérir; mais que reconnoissant, au bon état des parties, l'habileté de ceux qui lui avoient donné des soins, il ne convenoit pas qu'il se chargeât du reste de la cure, qui ne fut pas long-temps à être complète : car tout étant prêt pour l'opération, et la veille du jour pris, la nuit fut passée en prières par toute la famille...; le matin, on trouva la fistule bien fermée, et il n'y eut point d'opération (6).

Le chirurgien *Maréchal* se disposoit à étendre par le bas une incision : son neveu, M. *Morand*, s'apercevant de son intention, ne retire pas son doigt.... *Maréchal* lui dit : « Otez votre doigt, je vous blesserois. » Mais *Morand* ne quitte pas sa position, et fixe son oncle, qui, éclairé par la présence d'esprit de son neveu, évite la faute qu'il est sur le point de faire, et l'opération a tout le succès possible.... Cet événement, sur lequel *Maréchal* garde avec *Morand* le plus profond silence, est raconté par le premier dans un dîner où la famille du malade étoit réunie, et il en fait honneur à son neveu.

Que d'avantages n'a pas à retirer la société des principes et de la morale du vrai médecin ! En effet, l'empereur *Adrien* demande-t-il à son archiâtre un poison qui puisse mettre fin à ses maux ? Ce dernier se tue lui-même, de crainte que la compassion ne le fasse céder aux instances de ce malheureux prince, dont la maladie étoit incurable. Probablement on sera plus tenté d'imiter l'exemple du médecin de *Domitien*, qui donna un narcotique en

--------

(6) Prix de l'acad. roy. de chir. in-4. t. IV, p. 64.

place de poison. (7). Ainsi quelquefois, pour ne pas faire un mal, impérieusement ordonné, on est obligé de recourir à une ruse légitime. Un chirurgien, renégat français, nommé *Carlien*, est chargé de crever les yeux à *Amurat*, neveu de *Ramadan*, bey de Tunis. Mais, sûr de la discrétion du jeune prince, il ne fait que lui brûler les paupières, dont l'inflammation fait croire que l'opération avoit été complète, d'autant plus qu'*Amurat* réussit très-bien à jouer l'aveugle, jusqu'à ce que ses partisans, détrompés sur le fait de son prétendu aveuglement, s'arment pour lui, et le font remonter sur le trône. Voici un autre trait, qu'il seroit injuste et même cruel de ne pas rappeler.

— Le calife *Motavakkel* (en 853) voulant éprouver les dispositions et les sentimens d'un médecin chrétien, arabe, appelé *Honaïm*, avant de lui donner sa confiance, le fit d'abord revêtir d'une robe magnifique; et après lui avoir assigné une forte pension, il exigea, pour premier service, qu'il lui préparât un poison subtil, pour faire périr secrètement un de ses ennemis. *Honaïm* refuse de se prêter à ce crime. « Seigneur, lui dit-il

_______________

(7) Hist. de la chir. t. II, p. 150.

» avec une noble hardiesse, je ne sais pré-
» parer que des remèdes utiles au genre hu-
» main. » Le monarque ne pouvant, ni par
promesses, ni par menaces, le faire condes-
cendre à ses désirs, l'envoie en prison, et l'y
fait rester pendant un an. Après ce terme, le
calife le mande devant lui, et le menace de
le faire mourir sur-le-champ, s'il refuse davantage de lui obéir. *Honaïm* demeure inébranlable. « Homme généreux, lui dit alors
» le despote, prends courage, ta rare vertu
» me charme; je m'abandonne à toi pour
» toujours. Mais, dis-moi ce qui a pu t'ins-
» pirer tant de constance à la vue des sup-
» plices dont je te menaçois. — Deux choses,
» Seigneur, lui répond le vertueux médecin :
» *Ma religion et ma profession.* » Cette réponse mit le comble à l'admiration du calife,
qui lui donna sa confiance, et fit sa fortune.

Traits qui ca-
ractérisent un
médecin charla-
tan.

L'on ne s'est presque occupé jusqu'ici que
du médecin digne d'exercer un art noble et
plus qu'utile. Mais malheureusement tous ne
sont pas animés du même esprit, tous n'ont
pas la même délicatesse de sentimens, de procédés, etc. Ainsi, l'on a vu, et l'on voit encore
tel praticien avide et présomptueux montrer à
ses malades son registre, où il a couché par
écrit divers faits de pratique (vrais ou suppo-

sés) analogues à leur état. Ainsi se fait remarquer un autre qui, plus porté pour une fausse
réputation que pour l'honneur de sa profession, n'oublie pas, dans une consultation, de
parler d'un ton plus haut que ses collègues
avec lesquels il discute, ou plutôt dispute;
prétend faire adopter impérativement sa manière de voir, et ses moyens de traitement,
et même affecte, en passant sous les croi-
sées de la maison dont il sort, une conversa-
tion animée, et un ton d'assurance sur ce
qu'il a dit et pronostiqué. D'après ses mouvemens et ses gestes, qui sont expressifs, non pas
pour ceux à qui il parle, mais seulement pour
ceux qui le voient sans le comprendre, on le
prendroit pour un bateleur. Ainsi, quelques-
uns donnant une gratification à une garde, à
une commère, à un domestique d'hôtel, par
chaque femme enceinte, ou pour chaque malade qu'on lui procure, tiennent la conduite,
et montrent la souplesse d'un charlatan, pour
qui l'argent est tout, et la noblesse des sentimens rien. Enfin, croira-t-on qu'un médecin, après avoir donné dans une colique
des médicamens trop actifs, a eu la cruauté
et l'impudeur de se pavaner du pronostic
qu'il avoit porté sur l'état des intestins, dont
l'inflammation et le sphacèle n'avoient cependant été que l'effet de ses remèdes incen-

diaires ? Ce trait me fait un devoir de caractériser le charlatanisme et les charlatans, soit par des maximes, soit par d'autres faits.

*Caractères du charlatanisme.* — 1.º C'est le propre de l'ignorance intéressée de cacher ce qu'elle sait, et de se défier de ce que savent les autres.

2.º L'ignorance veut aller vîte, et même par des chemins scabreux : voilà pourquoi elle n'aime pas la médecine, ni la chirurgie expectante (8). Voilà pourquoi le charlatan a soin de ne demeurer que très-peu de temps dans les villes, pour éviter par une prompte retraite les justes reproches que le manque de ses promesses lui attireroit infailliblement. Aussi, a-t-on vu le magistrat suprême de Berne obliger l'oculiste et empirique *Taylor* de rester dix-sept jours dans cette ville, et de restituer l'argent qu'il avoit extorqué aux victimes de son avide ignorance, sur lesquelles il avoit pratiqué des opérations téméraires et infructueuses.

3.º Semblables aux flatteurs, aux fourbes,

_______________________________

(8) Au sujet de la chirurgie expectante, consultez les mémoires de l'académie de chirurgie, in-12. t. II, p. 267, 306. — *De Vigiliis*, Biblioth. chirurg. t. I, p. 137, ligne 9. — Journal de méd. octobre, 1786, p. 69. — Giornale di Parma, t. V, p. 150, — et les ouvrages de *Bilguer*, de *David*, de *Lauth*, de *Peyrilhe*, de *Theden*, les actes de la société de médecine de Lyon, etc.

aux calomniateurs, les charlatans ne délient leur langue que pour le mensonge et l'intérêt: adroits à employer tous les moyens d'être crus, et de tirer même parti du mystère dans lequel ils ont soin de s'envelopper, et ne craignant rien tant que le grand jour, ils vont jusqu'à invoquer le ciel, pour mieux tromper les hommes, augmenter le nombre des malheureux crédules, et pour empoisonner tranquillement, et tuer presque impunément les malades. Cette classe de monstres de la société ne sont susceptibles d'aucun frein: car l'ignominie même, qui est la seule punition de ceux qui exercent mal la médecine, ne peut pas blesser les charlatans qui en sont comme pétris, et qui en subsistent (9). Aussi ne doit-on point s'étonner de leur audace et de leur perversité, dont on a vu un singulier exemple, en 1732, dans un chirurgien charlatan qui jeta l'alarme parmi les femmes de Besançon, lesquelles s'étant fait naître, par des attouchemens réitérés de leur sein, des engorgemens qui simuloient le squirre, se soumirent la plupart à une opération inutile: les autres plus sages, employèrent des moyens plus doux, et elles virent disparoître, comme subitement, leurs prétendus squirres. — Ose=

___________

(9) Mém. de l'acad. de chir. in-4. t. IV. Hist. p. 4.

roit-on ajouter que des ecclésiastiques, entraînés par un faux zèle, égarés par des connoissances superficielles qui sont le partage de la présomption, se sont quelquefois oubliés au point de préconiser ou même composer et distribuer un mélange dangereux? *De Haën* nous fait à ce sujet mention d'une poudre dans laquelle entroient le safran des métaux et le borax de Venise, que donnoit un ecclésiastique charlatan contre diverses maladies, et dont les malades cependant se trouvèrent très-mal. — Ce résultat ne devroit-il pas rendre le peuple, et ceux qui doivent l'éclairer et le diriger, plus prudens, plus avisés dans l'emploi des drastiques donnés par les empiriques, et que l'on a vus provoquer la formation ou l'ouverture d'un anévrisme (10). Ces terribles événemens font

---

(10) Jusques à quand souffrira-t-on la distribution des grains de santé du docteur *Frank*, et dont le docteur *Frank* n'a jamais donné la mystérieuse formule, et le remède de *Leroi*, dont les papiers publics ont appris dernièrement les trop fâcheux effets? Ces remèdes, en en supposant l'indication bien établie, devroient-ils se trouver ailleurs que chez les pharmaciens, et se donner sans l'ordonnance d'un médecin? Ceux qui voudront s'instruire plus au long des funestes effets de l'ignorance des charlatans et des différentes espèces de charlatanisme, pourront consulter *Hoffmann*, t. II, p. 356 ; t. V, p. 303 ; t. VI, p. 328. — Hist. de la chir. t. II, p. 144. — *Mangel*,

bien

bien penser que ce n'est que de ces faux médecins que l'écriture sainte menace l'homme
pécheur, par ces paroles remarquables : *Qui
in Creatorem suum peccat, incidet in medici
manus.*

Au sujet des consultations dont *Bernard Genga* compare les inconvéniens à ceux qui résultent du concours simultané de plusieurs personnes au maniement et à l'entretien d'une chose fragile, écoutons d'abord ce que dit le docteur *Aubry* ( Oracles de Cos, page 7 ). « Lorsque dans les premières années de ma » jeunesse, j'étois appelé en consultation, » mon avis étoit ordinairement très-court;

Les consulta= tions sont diffici= lement utiles.

---

Biblioth. soc. méd. t. I, p. 58 ; t. III, p. 70. — Journal de
médecine, t. XVIII, p. 435 ; t. XIX, p. 42 ; t. XXIX, p. 406;
t. XXX, p. 510 ; t. XXXII, p. 521 ; t. XLIII, p. 137, 149 ;
t. XLIV, p. 65 ; t. XLV, p. 157 ; t. XLVII, p. 143 ; tome
XLVIII, p. 24, 28 ; t. L, p. 112 ; t. LI, p. 153 ; t. LV,
p. 232 ; t. LVI, p. 388 ; t. LVIII, p. 295, 351 ; t. LIX,
p. 459 ; t. LX, p. 174 ; t. LXI, p. 276 ; t. LXII, p. 141 ;
t. LXIII, p. 47 ; t. LXIV, p. 351, 488, 518 ; t. LXIX, p. 402;
t. LXXVII, p. 60 ; t. LXXVIII, p. 23. — *Retz*, nouv. instr.
1785, p. 189 ; 1786, p. 32, 523, 558 ; 1787, p. 244, 360,
496, 502 ; 1788, p. 71, 89, 91, 106. — Gazette salutaire,
1768, n.os XXXI, XLVI. — Soc. roy. de méd. t. III. Hist.
p. 100 ; t. IV. Hist. p. 116. — Bibl. Broun. Germ. t. VII,
p. 156. — Dict. des sc. méd. t. XII, p. 42, 116, 182 ; t. XX,
p. 256 ; t. XXI, p. 56, 114. — Précis analyt. des trav. de
l'acad. de Rouen, t. I, p. 110. — *Frank*, Delect. opusc.
med. t. III, p. 360.

» je n'avois que des ressemblances, des ana-
» logies, des faits et quelques sentences des
» meilleurs auteurs à proposer. Ceux de mes
» confrères qui connoissoient l'opiniâtreté de
» mon travail, paroissoient quelquefois sur-
» pris de me voir si peu raisonner ; ils me
» regardoient, la plupart du temps, comme
» un esprit qui se dessèche peu à peu. D'au-
» tres fois, j'essuyois de leur part de fort
» mauvaises plaisanteries ; mais rien ne me
» rebutoit : je continuois mon chemin, en
» attendant tranquillement la fin de la ma-
» ladie, *qui bien souvent me dédommageoit*
» *de ces petites disgrâces.* »

Cas où les consultations ont peut-être été nuisibles.

Trois médecins, rapporte *Hoffmann*, sont appelés pour une fièvre ardente dont les symptômes sont intenses. Le plus ancien propose la saignée : le second, moins praticien, s'appuyant de l'expérience de ses professeurs, veut le vomitif ; et le troisième, craignant la malignité, conseille les alexipharmaques. Dans ce conflit d'opinions, celle du plus âgé est suivie ; le malade est saigné, et il n'en passe pas moins la nuit très-mauvaise. A la deuxième visite, faite le matin suivant, le médecin qui avoit été pour le vomitif, arguë contre la saignée ; et comme l'état du malade ne permettoit pas de trop longues discussions, son moyen est adopté.... ; mais il n'en résulte que

des nausées inutiles et fatigantes. A la troi=
sième assemblée, dans l'après-midi, le partisan
du vomitif prétend que l'inutilité de son remède est dû à l'emploi antérieur de la saignée.
Survient et argumente le troisième médecin,
qui, pour jouer en quelque manière le rôle
de conciliateur, et pour remédier à la foi=
blesse qu'ont pu augmenter et la saignée et
l'émétique, propose et fait adopter les toniques, dont en conséquence l'administration
est ordonnée pendant la nuit. Ce changement
de traitement n'empêche pas que le matin suivant le malade ne se trouve plus accablé ; ce
qui ne seroit pas arrivé, au dire du partisan
des excitans, si l'effet de ces derniers remèdes
n'eût pas été dérangé ou empêché par ceux
qu'avoient fait employer les deux autres consultans. Au surplus, tous les trois déclarent
que le plus grand danger existe, et ordonnent
une potion alexitère.... Mais le soir, le pre=
mier médecin est appelé au secours du ma=
lade, auquel il prescrit de son chef une autre
mixture assez analogue à la précédente, et
malgré laquelle la mort survient, et en pré=
sence des trois consultans qui s'étoient réunis
encore le troisième matin. — A ce fait se rat-
tache la mort du duc de Choiseuil. On avoit
tiré l'horoscope de ce ministre, et on lui avoit
prédit qu'il périroit par une sédition ; ce qui

s'est vérifié , quoique ce seigneur ait succombé à une maladie , puisqu'il a été la vic-
time de la discorde de *douze* médecins, qui
prétendirent l'arracher des bras de la mort,
chacun par des moyens différens. — Enfin,
voici ce que raconte *Haguenot* (Mélanges curieux, p. 75 ). « *Céphise*, à la fleur de son
» âge, se trouve attaquée d'une maladie de
» langueur. On en ignore la cause; elle n'est
» peut-être que la suite des remèdes que lui
» a fait prendre, dans le temps qu'elle n'étoit
» point malade, un médecin ignorant, mais bel
» esprit, qui lui a été donné par des commères
» qui se connoissoient en mérite aussi peu
» qu'elle. Quoi qu'il en soit, *Céphise* dépérit
» de jour en jour. Elle a pour symptômes
» une petite toux familière, l'expectoration
» d'une matière épaisse, un sentiment de pe-
» santeur vers la partie moyenne du tronc,
» un amaigrissement successif. On veut avoir
» divers avis. On appelle les médecins les
» plus réputés. Dès la première consultation,
» ces messieurs commencent à ne point s'en-
» tendre. Celui-ci veut que le siége de la ma-
» ladie soit dans la poitrine, celui-là dans le
» foie; le troisième prétend qu'il est dans
» l'estomac. On demande à voir les crachats,
» nouveau sujet de dispute. Sont-ils puru-
» lens, ou ne le sont-ils pas ? bref, on laisse

» la malade dans l'indécision la plus parfaite.
» Mais ce n'est rien, cette première assem-
» blée n'étoit que pour prendre langue. Cha-
» cun des consultans a fait un très-long dis-
» cours, par lequel il n'a rien appris à ses
» confrères, et auquel la malade, qui a voulu
» que la délibération se fît en sa présence, n'a
» rien entendu ; ils ont tous été appelés pour
» chercher le soulagement de la patiente, et
» ils n'ont cherché qu'à étaler le plus ou le
» moins de mémoire dont la nature les avoit
» doués. Les plus vieux, moins théoristes, ont
» appuyé sur l'expérience, les plus jeunes
» sur la théorie ; chacun a eu raison. Ce sera
» bien pis dans une seconde consultation, où
» l'on parlera des moyens de cure : autant de
» remèdes différens. Le premier tiendra pour
» le lait. Il a vu précisément dans le même
» cas dont il s'agit, des prodiges opérés par
» la diète blanche. Le second voudra qu'on
» y joigne l'usage des eaux minérales. Le
» troisième proposera un voyage, *peregrina-*
» *tio*. Le quatrième, des nourritures incras-
» santes et des altérans. Les consultans n'étant
» pas d'accord, on fera de nouvelles consul-
» tations : nouvelles déraisons. Enfin pendant
» que l'on consulte, le temps se passe, la ma-
» lade meurt. On fera l'ouverture de son ca-
» davre pour voir quel parti on auroit dû
» suivre pour la guérir. »

Si réellement les consultations étoient aussi vicieuses, aussi nuisibles que les observations précédentes ont pu le faire croire, ne feroit-on pas bien de suivre l'exemple de ce gouverneur d'une province de la Hollande, qui croyant avoir besoin de l'avis de plusieurs médecins, et ayant voulu les interroger séparément, fut si fatigué de leur bavardage galénique, qu'il ne daigna pas entendre le plus jeune qui restoit à être consulté ? Mais celui-ci ( *Heurnius* ), ayant tout simplement, et brièvement énoncé aux personnes présentes son opinion sur la cause de la maladie du gouverneur, ce dernier frappé de la justesse de son dire, congédia les autres docteurs, et garda pour son médecin le plus jeune et le moins discoureur. —Et encore, si les consultans s'en tenoient à un simple étalage d'érudition, ou à la chaleur des controverses.... Mais il est arrivé plus d'une fois que le spectacle d'une assemblée trop grave, trop discordante, ou d'un appareil d'instrumens trop inconsidérément étalés, a donné lieu à l'exaspération et à la terminaison promptement funeste de différentes maladies.



Cependant il est des malades qui ne sont point convaincus que le meilleur médecin pour eux, est celui qui leur plaît, et qui les affectionne le plus, et qui ne croient nullement au danger d'avoir plusieurs personnes chargées de concourir toutes ensembles à leur rétablissement et à leur santé... Ils veulent une consultation... Il faut bien se garder de la leur refuser : il faut même leur laisser le choix des consultans, à moins cependant qu'il n'existe des raisons fondées d'antipathie entre le médecin ordinaire, et celui ou ceux qu'on veut lui adjoindre. L'on doit en même temps prévenir le malade ou sa famille des règles et des coutumes suivies dans l'endroit, relativement à ces assemblées de médecins. Il seroit peut-être à désirer que dans la lettre de convocation, on énonçât la nature de la maladie pour laquelle on désire le concours des lumières et de l'avis de plusieurs. — La réunion faite, on voit le malade, comme pour faire connoissance avec lui, et prendre langue sur son état... On peut et on doit demander auprès de son lit des renseignemens généraux sur le principe et la marche de la maladie, ainsi que sur le traitement qui a déjà été mis en usage; et après avoir pris toutes les informations ordinaires, on procède à ce qu'on appelle strictement la consultation. C'est le moins ancien qui prend la plume... C'est au médecin qui a convoqué à parler le premier, puis au plus jeune, et ensuite successivement aux plus âgés. Le vrai médecin ne doit point s'appuyer, pour contredire ses collègues, de sa manière de penser, ni s'abandonner à l'envie de dominer sur eux. La bonne foi et la docilité doivent le guider dans les consultations; autrement ce seroit tromper ceux dont on désire l'avis, ce seroit s'exposer à tuer son malade. De leur côté, les praticiens appelés pour statuer sur la nature et le traitement de la maladie, s'abstiendront de chercher à faire briller leur esprit et leur talent oratoire : il faut plutôt agir que parler, et les discours que quelques-uns ont malheureusement soin d'entre-larder de quelque fleur de rhétorique, de citations grecques et latines, de faits étrangers ou supposés, n'indiquent pas la meilleure judiciaire. C'est probablement pour diminuer cette démangeaison, cette vanité de chercher à parler en rhéteur ou en présomptueux, que l'on a coutume de faire les consultations à huis clos, en se retirant dans un appartement voisin, ou à l'écart du malade, qu'auparavant tous ensemble auront bien vu, bien examiné et interrogé. Le traitement bien arrêté, c'est au médecin ordinaire que ceux appelés en consultation doivent laisser le soin de stipuler les formules, à moins qu'il n'en soit entr'eux autrement décidé. Les derniers éviteront encore de proposer le moindre remède, sans en avoir été convenu ensemble, et sur-tout sans l'avoir communiqué auparavant au premier. Enfin, ils auront le plus grand soin de ne pas paroître se contredire ; et ce sera toujours au médecin habitué qu'appartiendra le droit de rendre au malade un compte plus ou moins détaillé, de la série des moyens curatifs ou auxiliaires proposés et adoptés. Tel est, en peu de mots, le mode ordinaire des consultations ; mais ce mode n'est nullement infaillible dans son résultat, à raison de la précipitation avec laquelle se voit le malade et se propose le traitement, et à raison de la déférence pour l'un ou l'autre des médecins assemblés.

Il seroit peut-être à souhaiter que le malade bien vu, bien questionné, et son médecin bien entendu, soit au lit du malade, soit à part, après avoir coopéré au plan de traitement général, comme il est d'usage, chacun des consultans travaillât dans son cabinet à la rédaction de son avis particulier par écrit, pour l'envoyer ensuite au médecin ordinaire, qui en tireroit tout le parti possible, et qui au reste n'en justifieroit au malade ou à sa famille, qu'après l'issue de la maladie. Cette nouvelle manière, si elle étoit adoptée, du moins pour les cas non-pressans, auroit peut-être l'avantage d'obtenir le prononcé de chaque médecin,

Projet proposé d'un nouveau mode de consultation.

plus réfléchi, mieux motivé, au lieu d'un mé‑
moire résultant de la fusion des idées de tous,
et composé de lieux communs, ou de généra‑
lités qui laissent dans l'indécision.

Sur la recon‑<br>noissance due<br>aux médecins.

Est‑il décent de recevoir des honoraires
pendant que le malade souffre, ou ce qui
est à peu près la même chose, pendant que
la maladie continue d'avoir lieu ? La délica‑
tesse du médecin semble devoir s'y opposer.
Cependant, l'axiome *accipe dum dolet, post
morbum medicus olet*, et la loi sur la pres‑
cription, ou plutôt la fausse interprétation ou
application de l'article 2272 du code civil
français, sont bien propres à l'y autoriser :
car si la maladie dure plus d'un an, on peut
opposer au médecin réclamant, la prescription
pour tout ce qui s'est passé au‑delà du temps
fixé par la loi ; et toutefois, dans cette
conjoncture, est‑il raisonnable que le silence
du médecin, à la délicatesse duquel il ré‑
pugne de parler d'intérêt à son malade, tant
que celui‑ci n'est point guéri, lui fasse
perdre une partie de ses honoraires? L'on
signale cet inconvénient qui tient de l'abus,
parce qu'il est arrivé que des juges ont fait re‑
monter la prescription au commencement, et
non à la fin de la maladie. Pourquoi ce‑
pendant la loi ne seroit‑elle pas pour le mé‑
décin comme pour l'avoué, dont l'action rela‑

tive au payement de ses frais et salaires , se
prescrit par deux ans, à compter du jugement des procès ou de la conciliation des
parties , ou depuis la révocation dudit avoué
( article 2273 ) ? Est-ce que la terminaison
de la maladie n'est pas pour le médecin , ce
qu'est le prononcé du tribunal pour la cause
défendue par le procureur ? Au demeurant ,
si l'on peut , sans scrupule , accepter des marques quelconques de reconnoissance , soit
comme présent , soit comme honoraires , il est
aussi quelquefois avantageux que le médecin
ne paroisse pas les exiger , sur-tout de ceux qui
abordent les grands , et auxquels il est même
bon de fournir gratuitement des soins et des
remèdes : car c'est alors semer peu pour re-
cueillir beaucoup (11). Il est également utile
de se persuader que trop d'avidité et d'opiniâtreté à demander le prix de son traitement,
indispose facilement contre nous, et nous fait
perdre souvent de la considération à laquelle
nous devons toujours prétendre. Ce dernier
inconvénient est sur-tout inévitable , si nous

--------------------------------------------------

(11) Cette recommandation intéressée se ressent un peu
de la spéculation, à l'aide de laquelle on paroît rendre le
petit sacrifice que l'on fait , en faveur de quelqu'un , re-
versible sur un maître, sur un chef de commerce , sur un
seigneur , dont le compte sera probablement augmenté en
conséquence.

nous oublions au point d'imiter les empiriques, en exigeant des honoraires d'avance,
et en faisant un marché pour le traitement
que l'on demande de nous, et dont vraiment
nous ne pouvons fixer la durée, ni préciser le
résultat. Ainsi, le vrai médecin doit avoir
pour première pensée la santé, et non l'argent
de son patient. Quant au montant des honoraires, l'on n'oubliera point que l'ordonnance
du médecin, le conseil et la consultation de
l'avocat, la messe et les prières du prêtre,
sont autrement payés par les hommes opuléns
que par ceux d'une fortune médiocre, et
qu'ainsi les riches doivent en quelque manière
dédommager celui qui les dirige et les guérit,
des soins gratuits ou mal reconnus qu'il est
souvent obligé de donner aux pauvres et aux
ingrats (12). Mais s'il paroît juste que la reconnoissance soit proportionnée à la gravité
de la maladie et aux facultés du malade, il
seroit aussi presque également indécent et mal-
honnête de refuser le modique honoraire que
pourroient nous présenter des gens peu aisés,
et qui ordinairement nous montrent une gra-
titude plus sincère que celle des riches, dont
néanmoins il ne faut pas plus retarder la gué-

---

(12) Encyclop. art. *honoraires.* — *Frank*, Delect. opusc.
med. t. III, p. 347.

rison que celle des premiers, dans des vues d'intérêt. Enfin, c'est à l'égard des uns et des autres qu'il ne faut pas perdre de vue que souvent la multiplicité des remèdes a nui à la guérison des maladies. Ce n'est pas à dire cependant que parce qu'un philosophe (*Bacon*) a donné à entendre que la polypharmacie étoit la fille de l'ignorance, il faille toujours s'en tenir exclusivement à deux ou trois moyens. Car, *deridendi sunt illi qui unicâ methodo, unico decocto, unico unguento, suffimigio, cerato, pillulis, pulvere et similibus, unumquemque curare tentant* (13).

L'argent, les présens, les procédés des grands et des simples particuliers ne sauroient être avantageux qu'aux médecins qui ont réussi ; et cependant le succès de ces derniers doit en quelque manière être réversible sur leurs autres collègues, qui en effet ne demandent pas mieux que de trouver l'occasion de manifester leur zèle, et de prouver leur capacité. Il importe donc que le bonheur des premiers médecins et la reconnoissance de leurs malades soient connus ; et c'est à quoi ont aspiré les princes, les législateurs et les peuples eux-mêmes, quand ils ont donné aux médecins et aux chirurgiens des témoignages

La reconnoissance envers les médecins doit souvent être publique.

----

(13) *Hoffmann*, Suppl. I, part. 1, p. 201.

publics de leur satisfaction, en leur conférant des places honorifiques et lucratives, en les exemptant des charges publiques onéreuses, et du payement de tout tribut, comme le fit l'empereur *Auguste* pour *Musa*, —comme l'ordonna *Gengis-Kan* même à l'égard des médecins et des prêtres, —et comme le voulurent en outre plusieurs autres potentats, qui prouvèrent par cette conduite qu'il est des cas où le médecin ( Archiater ) doit être momentanément maître des rois ( envers lesquels cependant il ne faut pas être trop hardi, afin de ne pas s'exposer au sort de *Callisthène* ), pour que ces derniers puissent eux-mêmes être long-temps les chefs de leurs sujets. — Des villes, des nations ne se sont-elles pas également honorées de leur reconnoissance envers leurs médecins, comme envers *Zénon* l'athénien, exilé par des prétextes de religion, et qui fut bientôt rappelé dans son pays, à la sollicitation des habitans d'Alexandrie, et comme encore envers ceux de l'ancienne Rome, qui furent exceptés de la classe des étrangers que l'on fit sortir de cette ville, à raison de la famine qui s'y faisoit cruellement sentir ? Chez nos ancêtres, les médecins jouissoient d'une telle considération, qu'à la fin du sixième siècle, on en a vu un, nommé *Théodore* ( homme éloquent, adroit et persuasif ), être envoyé aux Abares, pour les adoucir et les empêcher de passer le Danube : ce à quoi il réussit, au point de les faire consentir à une alliance. Mais, d'où vient que le sort des médecins d'aujourd'hui est différent de celui de leurs prédécesseurs, relativement à la considération publique ? C'est probablement parce que la science médicale est une de celles dont la culture intéresse présentement, moins l'amour-propre des princes que celle des beaux arts ; ce qui explique assez bien la raison qui fait que d'un côté l'on dit le siècle d'*Hippocrate*, d'*Aristote*, de *Newton*, etc., tandis que de l'autre on appelle le siècle d'*Alexandre*, de *Léon X*, de *Médicis*, de *Louis XIV*, etc. Cependant n'est-ce pas toujours à l'autorité, à l'opinion publique de placer au premier rang le savoir et le bienfait, lors même qu'ils se cachent ? N'est-ce pas le premier de tous les devoirs à remplir par la philantropie des magistrats, et même par la charité chrétienne, de placer dans les hospices, ouverts aux citoyens pauvres et souffrans, des médecins dont les talens et la sagesse inspirent la confiance générale ? Pourquoi donc les administrateurs des hôpitaux de Lyon, par exemple, semblent-ils ne rien faire pour l'avantage des médecins de cette ville, et ne rien négliger pour limiter leurs droits à l'estime de leurs

Le concours établi pour les places de médecins aux hôpitaux de Lyon, est vicieux.

concitoyens ? Car, s'agit-il de disposer d'une place dans leurs établissemens ? ils appellent de jeunes docteurs, ils provoquent des médecins étrangers, etc. Vainement le motif du concours sera-t-il allégué pour leur excuse.... Pourquoi en effet vouloir prétendre, et exiger que les anciens se représentent sur les bancs, et se soumettent à subir de nouvelles épreuves, avec des sujets qui n'ont presque encore aucun établissement, ou qui n'en ont que dans le lointain (14) ? Croit-on que le défaut de réussite ne leur seroit pas plus préjudiciable qu'à ceux dont l'absence de quelques jours ne dérange rien à leurs affaires, et dont le départ, le lendemain du concours, fait oublier, ou laisse ignorer l'inutilité de leurs efforts ? Pourquoi ne pas s'en rapporter aux candidats que leur présenteroient, comme autrefois, les anciens titulaires, ou des jurés, désignés la veille, au nombre de quinze à vingt, et réduits par le sort à six ou huit, au moment du choix à faire ? Ce mode ne rassureroit-il pas au sujet de la moralité, de

---

(14) Le concours pour la place de chirurgien-major des hospices de Lyon, qui est une institution réellement avantageuse, n'a pas les mêmes inconvéniens, parce que la position des concurrens est bien différente de celle des médecins.

la

là capacité, du zèle, et même de la reconnoissance de ceux qui obtiendroient les suf-
frages ? Si le gouvernement appeloit à une
épreuve, à un concours, des individus étrangers au département du Rhône, pour coo-
pérer à la direction des hôpitaux de Lyon,
que diroient MM. les administrateurs actuels,
ou ceux de leurs concitoyens qui auroient des
droits à faire valoir pour les remplacer....?
Cependant, leurs plaintes seroient peut-être
moins fondées que celles des médecins lyon-
nais...: car l'on pourroit facilement soutenir
que les praticiens de la ville sont censés au
moins être plus instruits que des étrangers,
des circonstances de localité, de climat, etc.
où peuvent se trouver les malades qui se rendent à l'hôpital. Et si enfin il survenoit une
épidémie, une contagion pestilentielle dans
Lyon, auroit-on le droit d'attendre des médecins de la ville un dévouement que strictement ces derniers ne devroient point à ceux
qui les auroient oubliés jusqu'à ce moment ?
Sans doute, ces mêmes médecins, plus religieux, plus désintéressés qu'on ne le pense,
se retraceroient alors toutes leurs obligations.
Mais une abnégation d'eux-mêmes, ne seroit-
elle pas une critique de l'indifférence orgueil-
leuse dont quelques gens à préjugés croient
devoir les gratifier ?

<table>
<tr><td style="vertical-align:top; width:28%">Conduite à tenir<br>envers le méde-<br>cin qui refuse ses<br>soins dans une<br>épidémie.</td><td>Je terminerai ces réclamations par pré-<br>senter ici une question médico-morale, dont<br>la solution confirmera peut-être leur justesse.<br>Peut-on forcer un médecin à donner ses soins<br>dans une maladie pestilentielle ? Je suis pour<br>la négative : car j'ai pardevers moi l'expé-<br>rience, que tout officier de santé qui n'agit<br>que par crainte et par force dans cette cir-<br>constance, est une victime de plus (15)...<br>Ainsi, toute mesure coactive est inutile, in-<br>humaine même.... Toutefois, ce défaut de<br>courage, de dévouement au bien public, doit<br>être frappé de l'improbation de la société...;<br>mais seulement après la cessation du fléau....<br>C'est alors qu'on peut priver l'homme foible<br>et pusillanime, et qui cependant peut ne pas<br>être plus criminel que Galien, Sydenham, etc.,<br>de cette considération légale et civique dont<br>doit être entouré le médecin qui ne connoît<br>ni sacrifice, ni danger, quand il s'agit de<br>soulager, de sauver ses concitoyens : car,<br>naître, faire le bien, et mourir, voilà l'his-<br>toire et la vie du médecin, laquelle, encore<br>une fois, est tellement hérissée d'épines, que<br>le plus instruit n'est pas à l'abri des reproches<br>les moins mérités ; témoin Glaucus, qui</td></tr>
</table>

_______________________________

(15) Voyez mon ouvrage De Œtiologiâ contagii, etc,
page 172.

n'ayant pas été assez heureux pour conserver
*Ephestion*, parce que ce malade sacrifioit en
secret à son intempérance journalière, fut cru-
cifié par l'ordre d'*Alexandre*, pris de vin, et
dont *Ephestion* étoit le favori; témoin encore le
célèbre *Lecat*, qui essuya de grands désagré-
mens au sujet d'une luxation du pied, avec un
tel désordre dans l'articulation, que quelques
praticiens opinèrent de suite pour l'amputation,
que *Lecat* crut d'abord devoir refuser, et à
laquelle cependant des *accidens amenés par
des erreurs dans le régime* le déterminèrent (16).
Ainsi les tracasseries de la part de quelques
particuliers n'ont rien d'étonnant, puisqu'on
ne les voit que trop souvent autorisées par
l'exemple des grands, dont la conduite à cet
égard n'est pas plus fondée, et encore moins
excusable que celle du vulgaire. On assure
que *Charlemagne*, n'aimant pas les médecins
parce qu'ils lui prescrivoient de manger de la
viande bouillie, et qu'il n'aimoit que le rôti,
n'en appela aucun pour la pleurésie dont il
mourut. — L'aversion d'*Elisabeth*, reine
d'Angleterre, pour les personnes de cet état,
fut également extrême. « Lorsque j'étois
» jeune, disoit-elle à ceux qui la pressoient
» de recourir à la médecine pour la mélan-

Conduite sou-
vent injuste te-
nue quelquefois
envers le méde-
cin.

---

(16) Hist. de l'acad. de Rouen, t. II, p. 72.

» colie profonde où elle tomba à 70 ans, je
» ne me suis jamais servie de médecins ; ils ne
» se vanteroient pas d'avoir prolongé ma vie
» jusqu'à l'âge où je me trouve aujourd'hui ;
» mais je ne veux pas aussi qu'on les accuse
» d'avoir hâté mon trépas. Seroit-ce pour
» leur donner la réputation de m'avoir fait
» mourir, que je les appellerois, lorsque je
» sens ma fin s'approcher ? »

A côté de ces faits, tirés de la conduite des grands, l'on pourroit en citer d'autres de quelques particuliers, qui également se sont quelquefois oubliés à l'égard des médecins. — C'est ainsi que *Caton le censeur*, en écrivant à son fils *Marcus* au sujet des Grecs, qu'il traitoit de race méchante et fière, lui prédisoit qu'aussitôt que cette nation auroit communiqué ses lettres aux Romains, elle corromproit tout, et que ce seroit bien pis, si ces derniers recevoient leurs médecins. — C'est encore ainsi que le poëte *Dorat*, mécontent des craintes plus que fondées que son médecin, pour le rendre plus docile et plus prudent, venoit de lui faire concevoir sur son véritable état, crut devoir ne pas en faire cas, parce que dans le moment il se trouvoit un peu mieux, et profiter même de cette amélioration instantanée, pour s'occuper d'une satire contre les médecins, mais dont il n'avoit pas

encore fait entendre la seconde rime, qu'il rendit le dernier soupir. — Enfin, si l'on voit de *faux* philosophes, même des prêtres igno- rans se livrer souvent à leurs préjugés contre les médecins, qui sans doute évaluent et con- tiennent l'orgueil des uns, la malice et l'into- lérance des autres, n'est-il pas à craindre que la médecine, « qui est l'unique ressource des
» infirmes, et le vrai soutien des bien por-
» tans; qui doit être un état libre, indé-
» pendant, sans aucun mélange vil ou hon-
» teux dont les enfans aient à rougir pour
» leurs pères, honoré par l'église, protégé
» par les rois, appuyé sur la confiance du
» peuple, chéri des femmes, avoué par les
» grands et la magistrature, illustré par une
» foule d'hommes du premier ordre dans
» tous les genres, dans toutes les nations, et
» enfin très-séduisant dans ses principes,
» dans ses vues, parlant au cœur, à l'imagi-
» nation, au génie, etc. » n'est-il pas à craindre, dis-je, que la médecine ne se trouve dans un état de confusion et même d'humi- liation, semblable à celui où elle étoit plongée lorsque les garde-malades, les hospitalières, les bandagistes, les pédicures, les oculistes, les opérateurs, les droguistes, les pharmaco- poles, etc., étoient nommés *médecins* chez les Grecs, les Romains, et chez les Egyptiens?

Inconvéniens à craindre d'une telle conduite.

Des génies, trop enthousiastes de la chimie, des médecins trop *expectans*, oisifs, paresseux, et cependant intolérans, paroissent eux-mêmes provoquer et consolider cette confusion, ou plutôt cette discorde dans tous les ordres et parmi tous les membres de l'art de guérir, et ne tendent à rien moins qu'à proclamer et à faire dominer le seul empirisme, qui, s'il n'est tempéré par le dogme, sera comme insolent, brusque et non éclairé, et finira par ne se montrer que comme un enfant de la nature corrompue, contre lequel néanmoins doit se tenir constamment en garde le vrai et simple médecin, qui modère le penchant que les hommes ont à se laisser tromper dans leurs maladies par les charlatans (17).

Prérogatives auxquelles le médecin auroit des droits.

Je ne saurois terminer cet intéressant article sans transcrire littéralement un passage relatif à la manière dont on se comportoit autrefois envers nous, et qui se trouve dans l'histoire de la chirurgie, tome II, page 721.
« Les dignités accordées aux médecins, n'ex-
» cluoient point les grâces plus utiles. *Cons-*
» *tantin - le - Grand*, *Honorius*, *Théodore*,
» *Julien*, confirmèrent les anciens priviléges,
» et leur en accordèrent de nouveaux. Depuis
» le règne d'*Auguste*, ils jouissoient de l'im-

_______________

(17) *Bordeu*, Mal. chron. p. 22-60.

» munité des impositions (18). *Constantin* les
» gratifia de l'exemption des charges munici-

---

(18) Seroit-ce ici le lieu de se plaindre de l'espèce d'affectation ou d'indifférence ( comme on voudra ) avec laquelle la plupart des médecins de Lyon ont été sur-taxés
dans les contributions nécessitées par nos revers et nos
malheurs *non mérités*, quoiqu'en disent quelques anti-
Français? Pourquoi, dans cette conjoncture pénible, avoir
adopté à leur égard une répartition, qui, si elle n'a pas
l'odieux de l'arbitraire, doit au moins paroître d'autant plus
mal conçue, que dans une calamité, et dans une détresse
publique, ceux qui exercent l'art de guérir, sont en général
les premiers et les plus froissés? Car si dans de pareils
temps, le négociant peut refuser sa marchandise, à moins
qu'on ne lui accorde le prix qu'il en demande; —si un artiste
peut ne consentir à prêter son industrie, que sous l'espoir
et la condition d'une espèce d'échange, d'un dédomma-
gement quelconque: en est-il de même du médecin, qui
appelé auprès de l'homme souffrant, *ne doit point cal-
culer* sur l'avantage qu'il en retirera, mais bien commencer par être utile...? Et si le malade qu'il soulage et
guérit, n'est ni fortuné, ni occupé, ce qui n'arrive que
trop dans les circonstances actuelles, comment en espérer
de la reconnoissance? Le médecin, sur-tout celui qui
n'est pas propriétaire, doit donc être plutôt favorisé que
surchargé dans sa quote-part des contributions person-
nelles à payer; il doit donc au moins, comme sujet aux
droits de patente, participer à l'avantage que le commer-
çant a de ne pas voir son imposition mobilière, etc.,
basée sur le prix de ses magasins, c'est-à-dire, du local
qui sert directement à l'exercice de sa profession; avantage que le médecin ne peut point se flatter d'avoir, tant
qu'on ne distraira pas au moins son cabinet ( qui est son
comptoir, son officine ) de ses appartemens proprement
dits, et d'après l'idée *présumée* desquels on règle le mon-

» pâles, civiles et publiques, d'autant plus
» onéreuses qu'elles ne donnoient aucune
» considération, et il les honora de plusieurs
» distinctions que les premiers auroient am-
» bitionnées. Nous ordonnons, dit cet empe-
» reur, que les médecins, leurs femmes,
» leurs enfans, et toutes leurs possessions
» dans la cité qu'ils desservent, soient
» exempts de toutes charges civiles et publi-
» ques. Nous les dispensons de loger les
» gens de guerre et autres, de comparoître
» en jugement, de se trouver en personne
» devant le juge, et défendons de les y con-
» traindre. Que si quelqu'un les insulte,
» nous ordonnons qu'il soit puni selon la vo-
» lonté du juge. *Enfin*, nous entendons que
» les récompenses et les salaires leur soient
» payés exactement, afin qu'ils puissent
» donner plus de temps à l'instruction de
» leurs élèves, et en former un plus grand
» nombre. »

En voilà assez sur les encouragemens dis-
tribués, sur les récompenses données aux

tant de sa contribution personnelle. Il est donc à espérer
que les autorités actuelles, plus heureuses que les précédentes, pourront satisfaire à leurs intentions bienveillantes, soit envers le peuple en général, soit en particulier envers les différentes classes de leurs administrés.

médecins... Mais il ne faut pas oublier que
malgré l'utilité des services qu'ils rendent
journellement à leur pays, et la considération que leur accorde toute société bien or-
ganisée, ils doivent éviter de porter trop
haut, ou du moins de faire trop valoir leurs
prétentions ; car si certains d'entr'eux étoient
trop jaloux de la préséance, ils s'exposeroient
à ce qu'on leur rappelât ce procès, jadis inter-
venu à cet égard entre les jurisconsultes et les
médecins, et qui fut vidé, dit-on, d'une plai-
sante manière par le juge. Celui-ci ayant de-
mandé aux parties quel rang observent le
voleur et le bourreau, lorsqu'ils vont au lieu
du supplice, et ayant reçu pour réponse, que
le voleur marchoit devant et le bourreau der-
rière, dit : *eh bien ! que le légiste prenne le
pas, et que le médecin vienne après.*

Tout en avouant que quelques avantages
sont attachés à la pratique de la médecine
dans les établissemens publics, on est obligé
de convenir en même temps que ces avantages
ne sont guères que personnels. En effet, si
d'un côté le médecin y travaille plus tranquillement ; — si sa réputation y est moins
compromise, vu que les sujets qui exécutent
ou réalisent ses ordonnances, sont intéressés à garder le silence sur ses in-succès ;
— si en un mot, il a le privilége de pouvoir

Quelle diffé-
rence il y a entre
les médecins des
hôpitaux et ceux
de la ville ?

impunément expérimenter un remède, essayer
une méthode curative, il encourt d'un autre
côté l'inconvénient journalier et presque inévitable de devenir routinier, moins sensible
et moins minutieux dans l'investigation des
causes et des symptômes des maladies, qu'il
a encore le désavantage de rencontrer moins
simples, moins isolées, que celles que l'on
peut avoir à traiter en ville. Aussi ai-je de-
mandé dans mon *Ætiologia contagii*, etc.,
page 41, s'il ne seroit pas autant utile que
curieux de prouver que les hôpitaux ( les
grands sur-tout ) sont nuisibles aux malades,
aux bien portans, aux médecins et à la médecine? Ici je me bornerai à faire penser
qu'il est hors de doute qu'au sortir de ses
salles, le médecin hospitalier emporte souvent
avec lui un germe contagieux; et c'est sous le
rapport de ce grave inconvénient qu'il a été
recommandé aux médecins des souverains, de
ne communiquer en aucune manière avec des
sujets atteints de maladies dangereuses : et
probablement encore, c'est à raison du petit
nombre de malades que les médecins des hôpitaux sont censés devoir traiter en ville, que,
pour les dédommager, il leur est accordé,
non-seulement des honoraires annuels, mais
encore des immunités ou exemptions de contributions, par exemple, de celles pour les

patentes. Sans ce motif, un pareil privilége, qui ne devroit être accordé qu'aux médecins attachés *gratuitement* à des établissemens publics, seroit une injustice dont plus d'un médecin des hôpitaux conviendroit aisément.

L'on a déjà dit ( page 255 ) que le médecin doit savoir assez la chirurgie pour pouvoir se suffire à lui-même en cas de besoin, ou pour connoître et choisir le meilleur chirurgien, avec lequel d'ailleurs il lui convient de traiter d'égal à égal, quoiqu'en disent *Galien*, suivant lequel le médecin doit *commander* au chirurgien ( Epid. lib. VI, §. 5 ), et *Verdier* ( Jurisprud. de la méd. en France, t. I, ch. 2 ), qui donne à entendre que la chirurgie est *dépendante* de la médecine, que le chirurgien n'est que partiellement instruit, tandis que le médecin l'est sur toutes les branches de l'art de guérir, etc. Cependant, tout en lui confiant le soin d'entreprendre les opérations dont il est censé posséder mieux le manuel, le médecin peut et doit se réserver les autopsies cadavériques et l'inspection légale des blessures, ou du moins *présider* aux unes et aux autres.

Convient-il à un chirurgien ou à un médecin de faire l'ouverture d'un cadavre, à l'insçu du praticien qui a suivi la maladie, mais laquelle s'est terminée par la mort? Les procédés que les officiers de santé se doivent mutuellement, et auxquels on doit également forcer les étrangers, l'interdisent : et d'ailleurs, ignorant la maladie qui a eu lieu, on peut encore ne pas savoir les organes qui ont dû être les plus lésés, et souvent l'on peut oublier d'inspecter certaines parties que le médecin du défunt n'auroit pas omis d'examiner. Mais actuellement, supposons un accident pour lequel un médecin ou chirurgien est appelé, en l'absence du médecin *habitué* ou ordinaire, à l'effet de faire un pansement plus ou moins compliqué : ce dernier, quand il viendra, fût-il chargé *des rapports judiciaires*, ne touchera nullement à l'appareil : l'intérêt du malade, la crainte de déranger la partie et de dénaturer la lésion, et les égards dus à celui dont les soins ont été réclamés, tout exige que l'on attende ce dernier, pour voir, examiner et mieux explorer la blessure ; d'autant plus que la levée du premier bandage, et le renouvellement du pansement seront plus méthodiques, moins douloureux, par là même qu'ils se feront avec plus de connoissance de l'état des choses.

Il faut donc, dans tous les cas, que le médecin en agisse honnêtement avec le chirurgien, qui à son tour tiendra, dans l'occasion, la même conduite, et n'imitera pas celui dont

il va être question dans le fait suivant. — M...
se sentant, un soir, subitement fatigué du
côté de la vessie, a recours, au défaut de son
médecin ordinaire, qui se trouvoit absent
pour le moment, à un chirurgien, dont toutefois la visite est avouée au premier, qui ne
peut le voir que le lendemain matin, et qui,
d'après ce renseignement, croit devoir conseiller et même exiger du malade qu'il continue
de recevoir les soins du chirurgien, en pro-
mettant toutefois d'être à la disposition de ce
dernier, si on jugeoit convenable de l'appeler:
et effectivement il se rend à l'invitation qu'il
reçoit de celui-ci, au bout de quinze jours...
Ils voient ensemble M..., dont la maladie
avoit présenté dès son commencement, et
pour principal symptôme, une difficulté
d'uriner, que le chirurgien avoit regardée
jusque-là comme une *suppression* d'urines.
Toutefois le médecin préfère à cette idée
celle d'une *rétention* proprement dite, et
s'en procure la certitude à l'aide de *l'ex-*
*ploration de la vessie par le rectum*, explora-
tion que le chirurgien n'avoit point songé
d'essayer. Cependant ce dernier, invité par
le médecin à y recourir, convient bientôt lui-
même (*dans un entretien particulier*) de la
nature de la maladie locale, et conséquemment de la nécessité pressante de sonder le

malade, ce qui fut exécuté avec succès. Dès ce moment, la confiance des alentours du patient se tourne vers le médecin, qui néanmoins a constamment la délicatesse de déclarer *que l'on devoit le cathétérisme autant à son collègue qu'à lui...* Le chirurgien s'aperçut aisément de ce changement des esprits, qui n'étoit point en sa faveur... Il résolut même un jour de ne plus revoir le malade... ; et le médecin, après avoir eu de la peine à le faire revenir de cette résolution, et s'être convaincu, après deux semaines, que le malade se trouvoit mieux, le laissa aux seuls soins du chirurgien. La convalescence fut longue ; mais elle fut, avec le temps, beaucoup plus complète qu'on ne l'avoit espéré.... Dans ce cas, il est de fait que si on n'eût pas sondé le malade, les plus graves accidens seroient survenus... ; il est encore de fait que sa famille eût bien besoin de la déclaration *délicate* du médecin pour croire que la proposition de la sonde avoit autant appartenu au chirurgien qu'à lui... Et cependant, dans une fête donnée au sujet du rétablissement de M...., et où le collègue du médecin assistoit, il fut chanté des couplets en l'honneur du chirurgien, qui *seul* s'adjugea tout l'encens qu'on lui prodiguoit.... Mais ceux qui se doutoient comment les choses s'étoient passées, ne se dissimulèrent

pas qu'il lui auroit bien mieux convenu de
remplir le beau rôle du fameux chirurgien
*Maréchal*, dont il a été parlé page 282.

Des liaisons d'intérêt d'un médecin avec
l'apothicaire étoient autrefois comme tolérées :
car leur abus ayant été aperçu par l'autorité,
les princes se virent obligés de recommander
à ceux qui exerçoient la médecine, de ne faire
aucune société de commerce avec les pharmaciens. Mais comme présentement il y a
plus de délicatesse d'un côté, et plus de noblesse de l'autre, c'est presque avec peine que
je répète que le médecin doit se garder de
tirer parti de ses formules avec les apothicaires, dont il pourra demander avec honnêteté de voir de temps en temps les drogues,
soit pour se les remémorer, soit pour juger
de l'altération qu'elles peuvent avoir subie,
soit enfin pour demander des renseignemens
instructifs à des personnes, dont le manuel
pharmaceutique ne constitue pas *seul* aujour-
d'hui toutes les connoissances, et que des
vues intéressées n'empêcheront pas de rappeler au médecin le mode à suivre dans la
préparation de tel ou tel remède ; ce dont ce
dernier pourra bien se trouver dans les cas
où il sera isolé, et loin des villes, ou exposé
à être trompé par quelque pharmacopole, qui
seul peut se rendre coupable des fraudes et

Relations des
médecins avec
les pharmaciens.

dès erreurs que *Lisset Binancius* et *Lodetti*
reprochoient fortement aux apothicaires du
seizième siècle. C'est sur-tout dans cette dernière circonstance que l'avantage qu'ob-
tiendra le médecin, des remèdes qu'il prescrit,
rejaillira sur ses malades, dont le sort doit
moins directement intéresser un droguiste
qui vend à tout un public. De plus, le médecin devant toujours chercher à prouver
son goût pour l'*ordre*, se rappellera de ne
jamais souffrir la distribution des remèdes,
que par ceux qui savent en diriger la préparation et même l'action; et à ce sujet, il
n'oubliera pas qu'un chirurgien, même mourut pour avoir bu de l'eau froide, et mangé
des raiforts, après une superpurgation par
15 grains de gomme gutte. Ainsi il doit donner
la préférence aux officines tenues par des
chefs de famille, par des pharmaciens pa-
tentés, et dont la réputation et l'intérêt feront
redoubler le zèle et la vigilance, pour ré-
pondre à la confiance des médecins et du
public. Je suis fâché d'avouer que plus d'une
fois j'ai eu à me plaindre du défaut d'exactitude et de soin dans le mélange de certaines
drogues sorties d'une toute autre officine que
de celles dont je viens de parler. Du reste,
tout médecin doit s'abstenir de solliciter pour
telle ou telle pharmacie... En favorisant l'une

trop

trop exclusivement, il ne pourroit que nuire à d'autres qui ne sont pas moins recommandables. En un mot, des procédés mutuels d'honnêteté et d'estime de la part des médecins et des pharmaciens, ne laisseront plus naître ces scènes de scandale et de discorde, qui ont donné lieu au singulier et burlesque poème de l'anglais *Garth*, sur les médecins et les apothicaires de Londres, où on les a vus changer

> Leur coiffure en armet,
> La seringue en canon, la pillule en boulet.

Quoique quelques prêtres du temps actuel ne soient pas les partisans des médecins, il faut cependant avouer que dans beaucoup de circonstances ils ont été obligés d'en emprunter l'allure et les fonctions. Cette usurpation, il est vrai, a pu être louable dans les temps de l'antiquité, où les prêtres s'emparèrent du traitement de quelques maladies nervoso-morales, attendu que les médecins étoient de grands ignorans.... Mais aujourd'hui qu'il est reconnu que l'art de guérir a augmenté ses ressources, et que les praticiens sont plus versés dans l'emploi de leurs moyens, vu qu'ils s'adonnent exclusivement à leur profession, et avec plus de connoissance de cause, il faut aussi convenir qu'on seroit plus que porté et fondé à se ranger du côté des

Relations du médecin avec le prêtre, et le magistrat.

casuistes, qui veulent que l'on interdise la médecine aux religieux et aux prêtres. Au surplus, ces derniers, qui ont de la peine à suffire pour apprendre les vérités d'où dépend le bonheur des peuples et des souverains, et pour les communiquer aux gens ignorans ou égarés, ont eux-mêmes prouvé que les ministres de la religion et ceux de la médecine devoient être animés des mêmes sentimens ; et quelques-uns sont allés jusqu'à avancer qu'un bouleversement des affaires dans la religion peut en faire craindre un pour la médecine, qui dans ce moment éprouve peut-être une secousse destructive, et une sorte d'anarchie, contre laquelle la raison et le bon sens crient d'avance (19), et dont le résultat pourroit nous ramener au neuvième siècle, où l'Europe chrétienne étoit si peu instruite, que les rois étoient obligés de choisir des Arabes et des Juifs pour leurs médecins. Du reste, si le médecin, par ses intentions bienveillantes et par ses efforts pour soulager ses semblables, et pour maintenir la santé de leurs corps, se rapproche beaucoup des ministres, dont l'Être suprême se sert pour éclairer les esprits et consoler les malheureux, il s'assimile encore davantage avec le magistrat qu'il doit

---

(19) *Bordeu*, Mal. chron. p. 31, 55.

et sait conserver ( pour le bonheur du peuple),
et dont en effet les obligations tendent à favoriser la population, à diriger et à hâter
convenablement l'éducation des enfans, à
améliorer et utiliser la moralité de ses concitoyens, et enfin à diminuer la somme des
accidens qui sont assez fréquens ( sur-tout
dans les grandes villes ), à l'aide des diverses
précautions qu'il peut demander, et qu'il sera
toujours agréable au médecin de lui communiquer (20).

---

(20) Sur les rapports du médecin avec le magistrat,
voyez la notice des travaux de la société royale de médecine de Bordeaux, par M. de *Saincric*, 1.er septembre
1818, p. 10 et 18.

**F I N.**

# TABLE ALPHABÉTIQUE

## ET RAISONNÉE

### Des Matières contenues dans ce Volume.

---


*Acides* employés seuls, ou combinés avec les alkalins, contre le scorbut, 241.

*Adultes.* Leur scorbut, 89.

*Air.* L'humide, le salin, le marécageux, le froid, celui des hôpitaux, et celui qui est chargé de vapeurs métalliques, favorisent le scorbut, 54, 57, 59, 98. Le changement d'air, utile dans le traitement du scorbut, doit se faire avec précaution, 253.

*Alimens.* Ils influent sur le lait, 22, 42 ; — sur les urines, 43. Les alimens âcres ou altérés influent sur la production et la gravité du scorbut, 61, 100. Cependant les mauvais ne sont pas les *seuls* capables de produire cette maladie, 15, 16.

Voy. *Substance.* La variété dans les alimens empêche le scorbut, 51. Voy. *Animaux.*

*Alkalins* donnés seuls ou avec les acides contre le scorbut, 242.

*Ame.* La force (d') s'oppose au scorbut, 69.

*Animaux.* Ils se trouvent également mal d'un régime non varié ; 72. Voy. *Scorbut.*

*Anti-scorbutiques.* Ils ont une efficacité subordonnée au régime précédent, 74. Ils doivent varier suivant la nature acide ou alkaline du scorbut, 220. Ils agissent comme toniques, 229. Combien de temps on doit en continuer l'usage, 242. Sur différens anti-scorbutiques, 244. Voyez *Mercure,*

*Scorbut*, *Végétaux*, *Viandes*.

*Anti-vénériens*. Leur usage poussé trop loin, peut produire le scorbut, 78.

*Aphtes* scorbutiformes des enfans, 177. Comme le millet, elles sont communes, non point dans les climats chauds et secs, mais bien sous un ciel humide et nébuleux, dans les pays maritimes, bas et marécageux, etc. toutefois en France et en d'autres endroits, elles sont remplacées par des pustules, des ulcérations cutanées au visage, etc. ou par une salivation abondante, 179.

*Automne*. V. *Rate*, *Saisons*.

*BAINS* employés dans le scorbut, 240.

*Blennorrhée* scorbutique des enfans à la mamelle, et dont les parens sont arthritiques, 213.

*Boissons* âcres, spiritueuses, etc. Elles influent sur la production et la gravité du scorbut, 61. Il faut les changer et les varier dans le traitement du scorbut, 234.

*CADAVRES*. La promptitude avec laquelle ceux des scorbutiques se corrompent, varie suivant que le scorbut a été alkalin ou acide, 193.

*Caraïbes*. Ceux qui boivent beaucoup de liqueurs spiritueuses, et qui s'adonnent aux plaisirs vénériens, sont sujets à des douleurs dans les testicules, 164.

*Carême*. Sa fin présente beaucoup de maladies scorbutiformes, 20.

*Cataracte*. Le repos absolu et la supination sont-ils aussi nécessaires, après cette opération, qu'on le dit généralement ? 66.

*Causes* directes ou prochaines du scorbut, 13, 17, 50. — adjuvantes, 52, 55. Voyez *Air*, *Anti-vénériens*, *Maladies*, *Passions*, *Remèdes*, *Repos*, etc.

*Cautère*, etc. Son application dans des affections internes et externes, 80.

*Chirurgien*. Exemples de délicatesse et de déloyauté entre les chirurgiens et les médecins, 282, 317.

*Chroniques*. Voy. *Maladies*.

( 326 )

*Climat.* Voy. *Aphtes*, *Convalescens*, *Eruptions*, *Foie*, *Froid*, *Gencives*, *Peau*, *Rate*, *Scorbut.*

*Coliques* tenant au scorbut, 163.

*Concours.* Celui établi pour les places de médecins aux hôpitaux de Lyon, est vicieux, 303.

*Constitution* pestilentielle décrite par Hippocrate dans le 3.e livre de ses épidémies. Elle est probablement une affection scorbutiforme, 112.

*Consultations.* Elles sont difficilement utiles, 289 : quelquefois même elles sont nuisibles, 290, ou au moins infructueuses, 292. Mode ordinaire des consultations, 294. Nouveau mode de consultation, 297.

*Contractions* scorbutiques, 131.

*Convalescens* scorbutiques. Comme leurs forces digestives commencent à se rétablir, ils sont plus exposés aux fievres bilieuses, épidémiques et contagieuses des pays chauds, 154.

*Cutanées.* Les phlegmasies cutanées épidémiques offrent une analogie avec le scorbut, 161.

*DÉLUGE*, avant lequel probablement le scorbut n'existoit pas, 115.

*Digestif* (système). Son état de lésion est nécessaire pour la production du scorbut, 53. Voy. *Estomac*, *Peau.*

*Douceurs* (sucreries). Prises à l'excès, elles nuisent, 25, 165. Voy. *Sucre.*

*Douleurs* de poitrine, 128.

*Douleurs* scorbutiques. Le temps de leur invasion, leur siége, leur intensité, etc., varient suivant le climat, le régime, la saison, les sujets, etc. 125. —Douleurs spasmodiques, 135. — Douleurs dans les testicules. Voy. *Caraïbes*, *Nègres.*

*Dyssenteries* scorbutiques, par abus des végétaux, etc. 21, 39, 64, 95, 105, 159. Voyez *Nègres.*

*EAU* distillée. V. *Végétaux.*

*Eaux* minérales, quelquefois employées dans le scorbut, 235.

*Ecchymoses* scorbutiques. Leur siége, leurs complications, 130, 131.

*Ecrouelles.* Leur analogie avec le scorbut, 185. Voyez *Glandes.*

*Enfans.* Leur scorbut, 89, 91. Voy. *Aphtes*, *Blennorrhée*, *Médecin*, *Millet*.

*Eruptions* cutanées scorbutiques, 133. Elles sont plus ou moins fréquentes, suivant le climat, 134.

*Estomac.* C'est toujours par sa lésion que commence le scorbut, 101, 148. Voyez *Digestif* ( système ).

*Eté.* Voy. *Nourriture*, *Saisons*.

*Excès.* Tout excès est nuisible, 1.

*Exercice.* Son utilité contre et dans le scorbut, 55, 239.

*FEMMES*, *Filles*, etc. Leur scorbut, 96, 104. Chez les femmes en couche, cette maladie peut paroître sous la forme du pourpre, 158. Chez les femmes grosses, elle peut se porter sur la poitrine ou sur l'utérus, 217.

*Foiblesse* générale dans le scorbut, 119. Dans cette maladie, elle vient des systèmes intérieurs, tandis que dans la peste elle commence par la surface du corps, 152.

*Foie.* Son engorgement chro-nique ( après un long usage des mercuriaux ) a été combattu à l'aide d'un cautère ou d'un seton, 80, 101. Cet engorgement scorbutique varie suivant que le climat est chaud ou froid, 121.

*Fracture.* Elle n'exige pas un repos aussi absolu qu'on le veut communément, 65.

*Framboesia* des nègres. Son analogie avec le scorbut, 180.

*Froid.* Il fait varier le scorbut, 98.

*Fruits.* Leur excès nuit, 17. Voy. *Végétaux*.

*GALE* lépreuse, opiniâtre, mais cédant enfin à de nouveaux remèdes, consistant en sucre rosat, et en une teinture d'antimoine, 27. — Gale scorbutique, 174.

*Gangrène.* Voy. *Substance*.

*Gargarismes.* Ceux employés ordinairement contre le scorbut, peuvent être utilement remplacés par l'application rapide de quelques topiques astringens, 245.

*Gencives.* Leur lésion ne caractérise pas seule le scorbut, qui peut exister sans elle, 122.

Elle varie suivant le climat, etc. 123; — suivant le régime précédent et actuel, et la constitution des sujets, 124, 125, 215. Leur lésion scorbutique n'a pas souvent lieu en Hongrie, où le scorbut se présente sous la forme d'une affection qu'on appelle *Tsoëmer*, 184.

*Glandes.* Leur engorgement chez les scorbutiques vénériens, 135; — chez les scorbutiques écrouelleux, 185.

*Globe.* Sur ses changemens, etc., 2.

*Gonorrhée* compliquant le scorbut, 189. V. *Blennorrhée, Médorrhée.*

*Goutte* tenant quelquefois du scorbut, 162. V. *Blennorrhée.*

*Graisse* scorbutique chez les animaux, 207.

*Grossesse.* Voy. *Femmes.*

*HÉMORROIDES.* Il en est qui présentent une analogie avec le scorbut, 160.

*Hiver.* Voy. *Froid, Nourriture, Saison.*

*Honoraires* dus au médecin, 298.

*Humidité* passagère. Elle est utile contre et dans le scorbut, 56. Mais permanente, sur-tout si elle est froide, elle le favorise, 99.

*Hydropisie.* Voy. *Substance.*

*Hypochondrie* scorbutique, 39, 68, 126. En général elle est analogue au scorbut, 67, 119, 165.

*ICTÈRE* scorbutique, 132.

*LAIT.* Il varie suivant que la nourriture est animale ou végétale, 22, 42. Usage du lait et du petit-lait dans le scorbut, 236.

*Lait* de beurre. Voy. *Rate.*

*Lèpre* scorbutique, 40, 169. Voy. *Gale.*

*Liqueurs.* Leurs mauvais effets, quand on en abuse journellement, 62, 164. Utilité de leur usage modéré, 63.

*MAGISTRAT.* Relations du médecin avec ( le ), 321.

*Maladie* ( de la ), 11.

*Maladies* chirurgicales. Voy. *Régime, Repos, Topiques.*

*Maladies* chroniques. Elles influent sur la production du scorbut, 64, 109. Voy. *Foie.*

*Maladies* scorbutiformes, V.

*Dyssenterie*, *Marasme*, *Médorrhée*, *Millet*, *Muguet*, *Phthisie*, *Salivation*, etc.

*Mal-propreté*. Ses graves inconvéniens, 60.

*Marasme* scorbutique, 142.

*Médecin*. Il n'est pas aussi considéré qu'autrefois, 251. Pourquoi, 252. Qualités du médecin, 254, 257 ; connoissances qu'il doit avoir, *ibid*. Les voyages lui sont très-utiles, 255. Sa conduite, quand il s'établit, 256. Défauts qu'il doit éviter, 258. Comment il doit se comporter avec ses malades, qu'il ne doit ni désespérer, ni avertir de leur état dangereux, 256, 261, 263. Il doit paroître mettre de l'importance jusque dans ses actions les plus simples, 262. Sa conduite envers les étrangers et les voyageurs, 264 ; —envers les grands, 265, 282 ; — envers le sexe, 267 ; — envers les enfans, 268. Sa prudence dans le traitement des maladies, 271. Il n'est responsable d'aucun événement, 272. Ses obligations envers ses collègues, qu'il ne doit nullement critiquer, 275, 276, 278. Il ne doit point chercher à capter la confiance des malades, au détriment de ses confrères, 277. Traits honorables pour les médecins, 279. Trait d'orgueil d'un ancien médecin, 278. Traits qui caractérisent un médecin charlatan, 284, 288. Sur la reconnoissance que les simples particuliers et les grands doivent à leurs médecins, 298. Elle doit souvent être publique, 301. V. *Concours*. — Conduite à tenir envers le médecin qui refuse ses soins dans une épidémie contagieuse, 306. Quelquefois cependant il faut bien prendre garde qu'une conduite injuste ne donne lieu à beaucoup d'inconvéniens, 309. Prérogatives auxquelles le vrai médecin auroit des droits, 310. Différence qui peut être établie entre les médecins de la ville et ceux des hôpitaux, 313. Rapports des médecins avec les chirurgiens, 315. Ils se doivent mutuellement des égards, 316. Voy. *Chirurgien*, *Magistrat*, *Pharmaciens*, *Prêtres*, etc.

*Médorrhée*. Elle est souvent une espèce de scorbut, 104.

*Mercure*. Sur les suites de son abus dans le traitement de

la vérole. Voy. *Foie*, *Vénériens* (symptômes). Si très-souvent il donne lieu au scorbut, on l'a aussi quelquefois vu utile dans cette maladie, 82, 244.

*Miliaire*. Voy. *Aphtes*.

*Millet* des enfans, espèce de scorbut, 92. *Raulin* l'a appelé *Scorbut aigu* des enfans, 177. Voy. *Aphtes*.

*Moral*. Il fait varier le scorbut, 97. Son altération dans cette maladie, 156. On en doit ménager le changement chez les scorbutiques, 253. Voyez *Passions*.

*Muguet* des enfans, causé par l'usage trop exclusif que leurs nourrices font des végétaux, 22. — Favorisé par l'air des hôpitaux, 58.

*NÈGRES*. Chez les nègres, le scorbut paroît souvent sous la forme d'une dyssenterie, 95, — ou d'un engorgement des testicules, 135, 185, 212.

*Nourrices*. V. *Lait*, *Muguet*.

*Nourriture*. La meilleure peut même occasioner des maladies, quand elle est trop long-temps et trop invariablement uniforme, 16. Une nourriture qui dans l'été ne produit pas le scorbut, peut le produire en hiver, 19, 33. En général, elle fait varier le scorbut, 100. V. *Substance*.

*Nutrition*. Voy. *Peau*.

*OPIUM*. Il n'agit pas toujours, comme narcotique, chez les scorbutiques, 193.

*Os*. Leur altération dans le scorbut, 143, 206.

*PASSIONS*. Les tristes favorisent le scorbut, 67, 166. Les agréables influent avantageusement sur cette maladie, 69.

*Peau*. Elle appartient, comme l'estomac, au système nutritif, 16. Ses lésions dans le scorbut, 130, 167. Elles varient suivant le climat, 134. Son consensus avec la bouche, *ibid*. Voy. *Cutanées* (phlegmasies).

*Pellagre*. Affection scorbutiforme, 181.

*Peste*. Elle paroît d'autant plus différer du scorbut, qu'un scorbutique ne la prend point, tandis qu'un pestiféré convalescent peut prendre le scorbut, 151. Voy. *Convalescens*, *Foiblesse*.

*Pharmaciens.* Leurs relations avec les médecins, 319.

*Phthisie* pulmonaire, asthénique ou sthénique, analogue ou opposée au scorbut, 104, 129.

*Pluies.* Utilité des passagères, etc., 56. V. *Printemps.*

*Poissons.* Leur trop grand usage dispose au scorbut, 20.

*Poitrine.* Affection douloureuse scorbutique de la poitrine, 128, 129. V. *Douleurs.*

*Prêtres* charlatans en médecine, 268.

*Printemps*, avantageux aux scorbutiques, 51 ; mais quand ils ne sont pas long-temps humides, 99. Voy. *Pluies.*

*Pronostic* des ecchymoses scorbutiques, 130, 215. Le scorbut est plus ou moins dangereux, suivant que ses symptômes sont plus intérieurs, ou plus extérieurs, etc. 103, 133. Voy. *Atterrage.*

*Propreté.* Ses avantages, 60, 61.

*Ptyalisme* scorbutique, 139.

*Purgatifs.* Quand on en peut employer dans le scorbut, 227.

*QUINQUINA.* Voy. *Toniques.*

*RATE.* Elle peut s'engorger par l'usage excessif du lait de beurre acide, ou des légumes et des boissons simplement aqueuses, en automne, 16, 21. Le sucre est quelquefois contraire dans cet engorgement de la rate, auquel les filles mal réglées, etc. sont très-sujettes, et que l'on voit varier suivant que le climat est chaud ou froid, et suivant la constitution des sujets, 25, 96, 101, 121.

*Régime.* Son invariabilité est nuisible, 5. V. *Animaux.* Son changement est utile contre le scorbut, 23, 28, 33, 35, 46, 47, 51, 79, 188, 219, 229, et dans le traitement des maladies chirurgicales, 65, 75. Influence du régime sur les humeurs. V. *Lait*, *Transpiration*, *Urines.* Influence du régime antécédent sur la production et l'intensité du scorbut, 61, — et sur le traitement de cette maladie, 72, 250. Le régime sévère favorise l'effet du rob de Laffecteur, 84.

*Remèdes.* Leur trop long usage peut donner lieu au scorbut, 76. Il faut les varier, 229,

( 332 )

234. V. *Foie*, *Salivation*, *Scor-*
*but*, *Topiques*, *Ulcères*, *Vé-*
*role*.

*Remèdes* empiriques , 268.

*Repos*. L'absolu nuit souvent
dans les maladies chirurgicales,
65.

*Rhumatisme*. Il tient quelquefois du scorbut, 161.

*Riz*. Quand il peut produire
le scorbut, 22. Circonstances
qui empêchent un tel effet, 33.

*SAIGNÉES*. Quand on peut
en pratiquer dans le scorbut ,
227.

*Saisons*. Voy. *Climat* , *Eté* ,
*Hiver*, *Nourriture* , *Scorbut*.

*Salivation* mercurielle , espèce de scorbut, 85. Elle se
combat par un changement de
remèdes, par des toniques, etc.
86. Voy. *Ptyalisme*.

*Sang*. Il varie suivant le régime et le climat, ainsi que
suivant l'espèce et les temps du
scorbut, 45, 137, 138. Il diminue beaucoup de quantité
dans cette maladie , 193.

*Santé* ( de la ), 11.

*Scorbut*. Division de cet ouvrage sur le scorbut , 7. Définition du scorbut, 34. Sa cause
générale , 13. Les viandes, fraîches mêmes , les végétaux , les
remèdes trop long-temps continués , peuvent le provoquer ,
17, 19, 24, 76, 215. Parmi les
circonstances qui le favorisent
le plus , le dérangement de la
transpiration tient le premier
rang, 31. Voy. *Maladies* , *Pas-*
*sions* , *Repos*. — Circonstances
contraires au scorbut, 31, 32,
55, 56, 69, 71 , 115. Ses différences suivant l'âge , le sexe ,
89, 96, —suivant le moral des
sujets , et suivant les saisons ,
97. — Suivant les lieux et le
climat, 98, 110, 217. — Suivant la nourriture , 100, et suivant d'autres circonstances ,
113. Siége du scorbut, qui peut
exister à l'intérieur ou à l'extérieur, 103. Ainsi , il ne faut
pas seulement le voir dans les
altérations cutanées , dans les
lésions des gencives , etc. 107.
Voy. *Symptômes*. Complication
du scorbut avec la vérole , 186,
— avec la gonorrhée , 189 ,—
avec les scrophules, 190. —Développement du scorbut, 210.
Voy. *Prognostic*. — Marche du
scorbut d'Alexandrie (Egypte),
145. Ancienneté du scorbut ,

qui ainsi n'est point une maladie nouvelle, 109, 115. Voy. *Déluge*. Origine des diverses dénominations de cette maladie, 115. Transmutation du scorbut, 107. Ses divisions en accidentel et en constitutionnel, en terrestre et en marin, sont vicieuses, 44, 45. Le traitement général du scorbut consiste dans le changement des choses non naturelles, et même des remèdes, 49, 51, 86. Voy. *Traitement*. —Le scorbut contracté à terre, peut se guérir facilement sur mer, et *vice versâ*, 47. Traitement du scorbut compliqué, 243.

*Scorbut* acide, froid ou végétal, 24, 35, 41, 44, 108, 111, 157, 191, 193, 216, 220, 225. Voy. *Scrophules*.

*Scorbut* aigu. Sa distinction d'avec le vulgaire, 34. Cas de scorbut aigu, 36. Scorbut aigu chez des animaux, 205. Scorbut aigu des enfans ( de *Raulin* ) : c'est le millet, 177.

*Scorbut* alkalin, animal, chaud, 44, 96, 108, 137, 193, 215, 220, 225. —Dans le scorbut des adultes, le système vasculaire rouge est le plus lésé,

ainsi que le système blanc sérifère. Chez les enfans, c'est le système lymphatique qui est le plus compromis. Chez les vieillards, le scorbut agit principalement sur le système abdominal. Ainsi, il y a une différence à admettre entre ces trois scorbuts, 50, 89, 90, 93, 95, 213, 216. Voy. *Blennorrhée*.

*Scorbut* intestinal, 105, — pulmonaire, 104, —vénérien, 187.

*Scorbut* chez les animaux par l'usage du seigle ergoté, ainsi que par l'emploi trop long, ou d'un fourrage sec dans un pays montueux, —ou d'un fourrage trop humide, etc., 195, 203. — Les maladies analogues au scorbut, sont 1.° les pyrexies, mais rémittentes ou périodiques, comme la fièvre muqueuse, la fièvre pourprée, la dyssenterie, les hémorroïdes, etc., 157; — 2.° les phlegmasies cutanées épidémiques, les rhumatismes, 161, la goutte, 162, quelques coliques, 163; l'hypocondrie, 166; — 3.° les maladies de la peau, comme l'éléphantiasis, la lèpre, les dartres, la gale, le mal *della*

*Rosa*, 168, 176.; — 4.° quelques autres maladies particulières à l'âge, au climat, etc. comme le millet et les aphtes des enfans, 177, le rakitis, le frambœsia, le pian, la pellagre, le tsoëmer, quelques écrouelles, etc., 179, 183, 185. Voy. *Blennorrhée*, *Gonorrhée*, *Médorrhée*. Sur les maladies analogues au scorbut. V. *Douleur*, *Dyssenterie*, *Millet*, *Muguet*, *Phthisie*, *Poitrine*, *Salivation*, *Syphillis*, etc. Mais d'un autre côté, il est des maladies incompatibles avec le scorbut ; telles sont les maladies inflammatoires, les fièvres continues putrides contagieuses, comme la peste, la fièvre jaune, etc. 147, 149, 150. Voy. *Peste*.

- *Scorbutiques*. Phénomènes qui ont lieu chez quelques-uns de ces malades, 135, 191.

*Scrophules*. Elles sont une espèce de scorbut froid, acide, végétal, 191.

*Scigle* ergoté, nuisible aux animaux, et même à l'homme, et sur-tout aux femmes dont l'utérus est irrité, en action, en souffrance, 200.

*Sérosités* excrétées. Leur altération dans le scorbut, 138.

*Substance amidonnée*. L'animal qu'on en nourrit uniquement, tombe dans l'hydropisie, 15. Si on ne lui donne que de la substance *glutineuse*, il est attaqué de la gangrène, *ibid*.

*Sucre*, excellent anti-scorbutique, quand on n'y est pas accoutumé, tandis que son usage immodéré et soutenu dispose beaucoup au scorbut, et à d'autres maladies des voies digestives, 25.

*Symptômes* du scorbut, tantôt simultanément intérieurs et extérieurs, tantôt intérieurs seulement, 103, 113. Leur siége, leur forme, et le moment de leur apparition varient beaucoup, 118. V. *Foiblesse*, *Foie*, *Gencives*, *Rate*.

*Syphillis* vénérienne. Elle diffère de la syphillis des Indes qui a des affinités avec notre scorbut, 187.

*TESTICULES*. V. *Caraïbes*, *Douleurs*, *Nègres*.

*Toniques*. Précautions qu'exige leur emploi dans le traitement du scorbut, 229. Voyez *Anti-scorbutiques*, *Traitement*.

*Topiques.* Leur changement est utile dans le traitement des maladies chirurgicales, 77, 87, — et du scorbut, 238.

*Topiques* qui peuvent remplacer les gargarismes contre l'affection scorbutique des gencives, etc. , 246.

*Traitement* du scorbut, 153, 218. Il doit être stimulant, mais d'une manière graduée, et avec beaucoup de précaution, 225, 230. — Traitement du scorbut chez les enfans, etc. 216. V. *Air, Anti-scorbutiques, Boissons, Eaux, Moral, Toniques, Topiques,* etc.

*Transpiration.* Elle varie suivant le régime et le climat, 45, 98. Sa lésion est une des principales causes du scorbut. Voy. *Scorbut.*

*Tsoëmer,* affection scorbutiforme, particulière à la Hongrie, 182. Voy. *Gencives.*

*ULCÈRES* scorbutiques, 152. Ulcères scorbutiques des jambes, analogues aux ulcères *spléniques,* ou par le mauvais état des viscères abdominaux, etc. 180.

*Ulcères* vénériens. Quand ils ont été suffisamment combattus par le mercure, ce remède devient inutile, et même nuisible : il faut le remplacer par d'autres moyens, 69, 82.

*Urines.* Leur état et leur altération dans le scorbut varient suivant la nature et l'abondance de la sueur, suivant l'espèce et le sexe de l'animal, et suivant le temps du scorbut, 140, 141. Voy. *Alimens.*

*VÉGÉTAUX.* Leur trop grand usage peut produire le scorbut, 21, 24. Cas où ce résultat n'a pas eu lieu, 23, 31, 74. Pourquoi cependant la disette des végétaux est la cause la plus fréquente de cette maladie, ainsi que de l'hypocondrie, 76, 165. Des principes antiscorbutiques des végétaux, quand ceux-ci sont indiqués, ce qui a lieu dans le scorbut *alkalin, animal, chaud,* 225. Les végétaux, mangés crus, sont plus anti-scorbutiques que mangés cuits, 224.

*Végétaux* secs. Ils sont beaucoup moins anti-scorbutiques que les frais, 225. Cependant on peut remédier à cet inconvénient , en joignant à leur usage celui de l'eau distillée , 226.

*Vénériens* (symptômes). On en a vu souvent dégénérer par l'abus du mercure , 81.

*Vérole*. Son traitement trop uniforme , et poussé trop loin , peut provoquer le scorbut , 69. Alors , le changement des remèdes est très-utile , 80. Sa complication avec le scorbut. Voy. *Glandes*. Sur le traitement du scorbut ainsi compliqué , 187. Voy. *Syphillis*.

*Viandes* fraîches : elles produisent quelquefois le scorbut, 19. Circonstances qui diminuent les mauvais effets de leur usage trop soutenu , 32. En général , elles ne sont anti-scorbutiques que dans le scorbut *acide*, 225.

*Vie* ( de la ) , 11. La vie sédentaire est nuisible, sur-tout dans le scorbut, 16.

*Vieillards* (scorbut des), 95.

*Vomissement* scorbutique. On le conçoit difficilement , 154.

FIN DE LA TABLE.

www.ingramcontent.com/pod-product-compliance
Ingram Content Group UK Ltd.
Pitfield, Milton Keynes, MK11 3LW, UK
UKHW021916070726
13614UKWH00001B/61